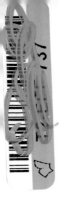

Yoga para Embarazadas

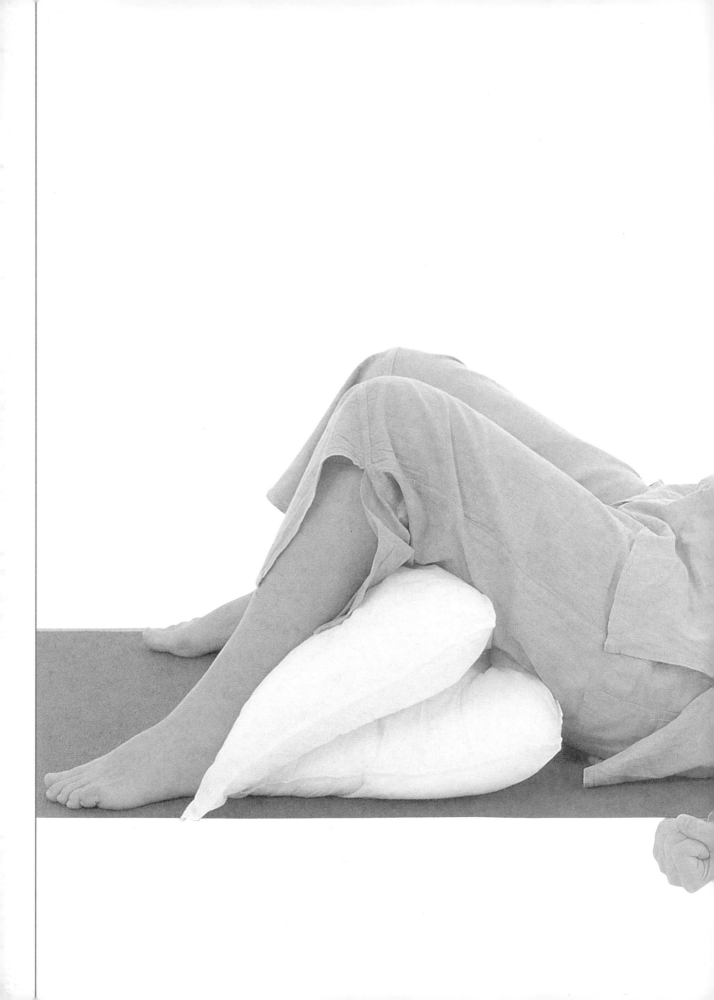

Yoga para Embarazadas

AMBER LAND

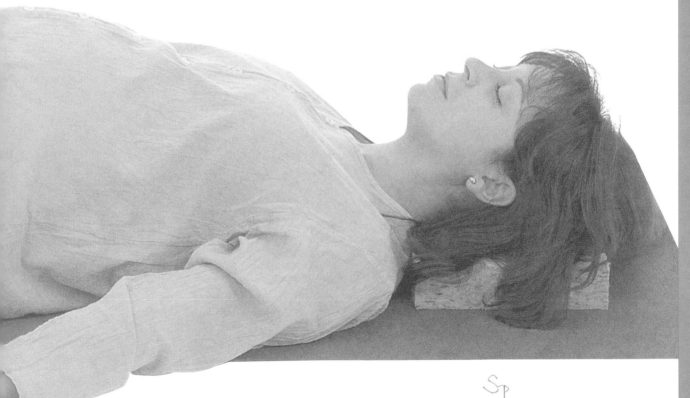

Primera publicación en España por:

C/ Primavera, 35 - Polígono Industrial El Malvar

28500 Arganda del Rey, MADRID - ESPAÑA

E-mail: edimat@edimat.es

http//www.edimat.es

Publicado en UK por New Holland Published (UK) Ltd

Impreso y encuadernado en Singapur por Craft Print International Ldt

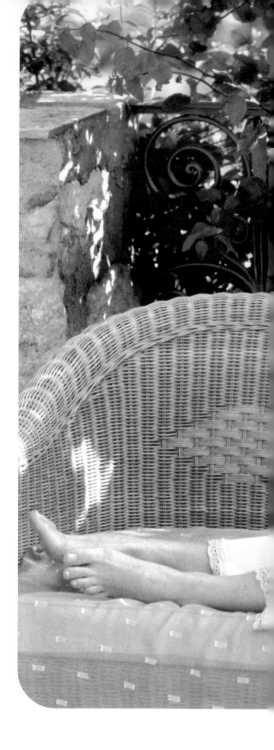

LIMITACIÓN DE LA RESPONSABILIDAD

Aunque el autor y los editores han intentado por todos los medios que la información contenida en este libro fuera correcta en el momento de la impresión, no aceptan responsabilidad alguna por ningún daño o inconveniente padecido por ninguna persona al usar este libro o al seguir los consejos que éste contiene.

Este libro está dedicado a

Los aún No Nacidos

C O N T E N I D O S

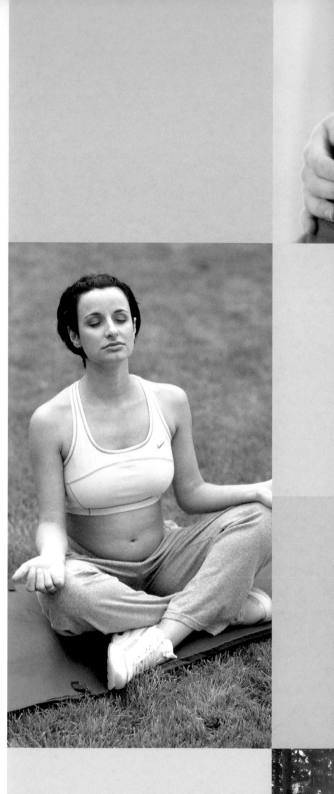

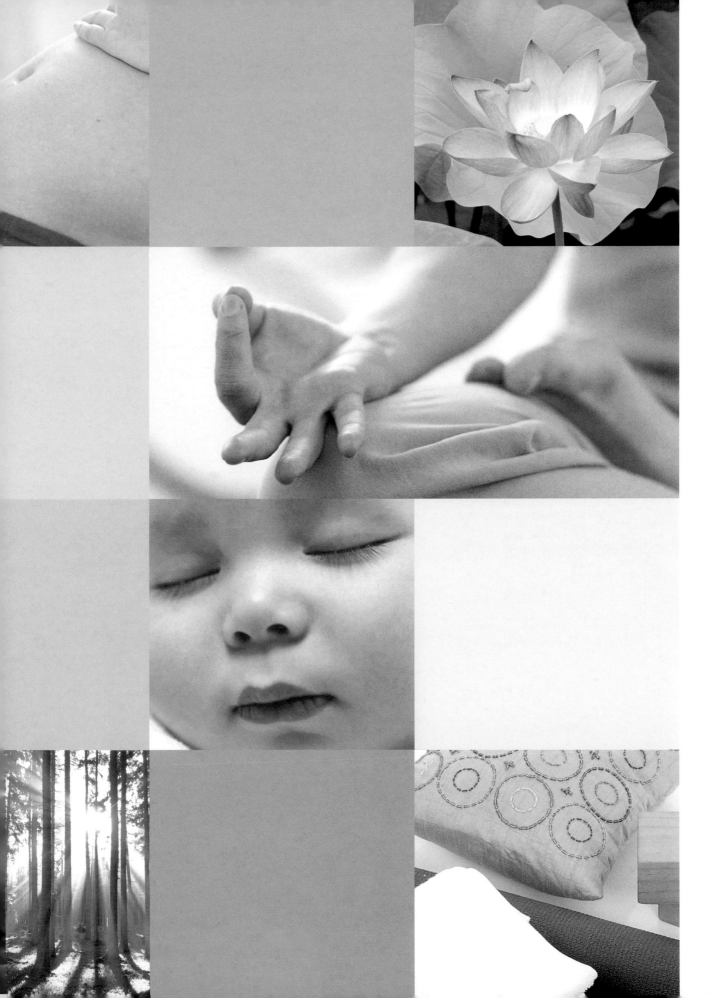

DESDE la concepción hasta el parto el cuerpo y la mente de una embarazada pasan por una serie de cambios profundos. No sólo tiene que alojar al feto que crece, sino que también tiene que adaptarse al concepto de maternidad y todo lo que ello conlleva. Traer a un hijo al mundo es posiblemente el hecho más significativo en la vida de cualquier mujer. Dar a luz no es simplemente una cosa pasajera, sino que con seguridad le afectará para siempre y su actitud ante su embarazo es vital.

Desde el momento en que el feto está completamente formado experimenta todas las emociones de la madre. Aunque estas emociones no son registradas conscientemente por el bebé, las hormonas que producen alegría o pena, tristeza o felicidad impregnan al feto. Su estado emocional es, por tanto, de suma importancia mientras cobija en su seno a su hijo.

Una de las funciones del yoga es crear un equilibrio entre el cuerpo, la mente y el espíritu. Durante su embarazo, debería aspirar a estar tan sana físicamente y tan equilibrada emocionalmente como sea posible. La práctica del yoga le aportará seguridad en sí misma, equilibrio y armonía a su vida, y puede tener un efecto impresionante sobre su bienestar general y su actitud.

Preparación para el cambio

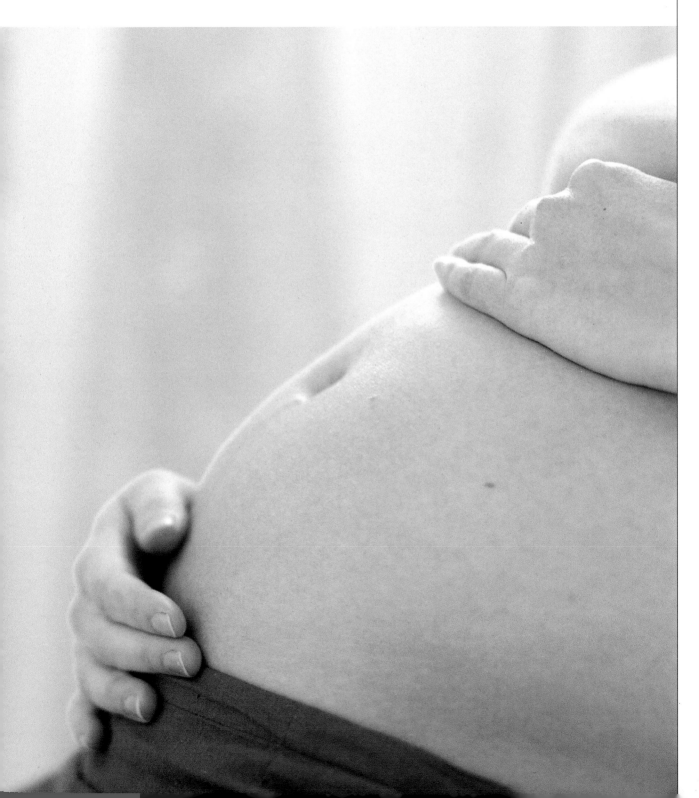

El yoga le pone en contacto con su propio cuerpo de manera intuitiva, que es justo lo que una embarazada necesita. El consejo profesional es necesario durante el embarazo y el parto, pero los instintos naturales y la consciencia de sí misma de la mujer son absolutamente esenciales y el yoga puede ayudar a crear una confianza serena en sí misma.

Esta guía práctica se basa en los principios del Hatha Yoga. Las posturas han sido seleccionadas con esmero para que sean totalmente seguras y beneficiosas para las embarazadas. Éstas ayudarán a dar flexibilidad a las caderas, la pelvis y la columna vertebral, así como a fortalecer todo el cuerpo. El objetivo es ayudar a la futura madre para que sea flexible, emocional y físicamente fuerte, y alegre.

La mayoría de los ejercicios pueden practicarse durante todo el embarazo. Cada postura viene acompañada de un símbolo que indica si es adecuada para principiantes, para estudiantes intermedios o para estudiantes avanzados (P, I, A) y si se puede practicar con total seguridad en el primer, segundo o tercer trimestre (1, 2, 3) o posnatalmente (P).

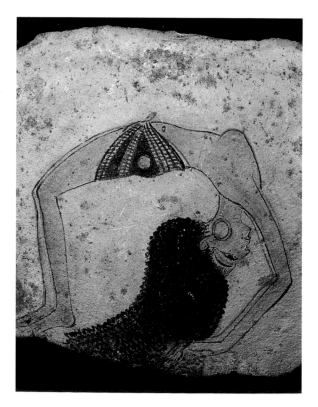

¿QUÉ ES EL YOGA?

El yoga es un sistema filosófico, no una religión o fe. Se ha practicado en Oriente durante más de cinco mil años y está documentado en los Vedas, las más sagradas escrituras hindúes, que se escribieron alrededor del año 2000 a. C., y asume la forma de una serie de himnos. La primera prueba de la práctica del yoga viene de unos sellos de piedra tallada, que datan tan atrás como el año 3000 a. C., y muestran posturas de yoga.

El yoga se basa en una combinación de técnicas que tienen un efecto sutil en toda la persona, influyendo al cuerpo, el intelecto y las emociones. En Occidente, el yoga se practica a menudo como un sistema de ejercicio físico y mental y relajación inducida que cualquiera puede emprender, sin tener en cuenta sus creencias.

La palabra «yoga» tuvo su origen en el sánscrito como *joug* o *yuj*, que significa yugo o unión. En el pensamiento yóguico esto podría ser o la unión del hombre con Dios o la unión, de manera equilibrada, de todos los aspectos diferentes que forman a un ser humano. Se ha filtrado al inglés con la palabra conyugal, que está relacionada con la relación mutua entre hombre y mujer.

Existen cinco caminos o ramas principales en yoga, que están entrelazados aunque separados. El primero es Raja Yoga, conocido comúnmente como meditación. Luego viene el Hatha Yoga, que es la práctica de posturas (asanas) y la respiración correcta (pranayama) y que será explorado más adelante en este libro. El Bhakti Yoga es el yoga del amor y de la devoción, el Jnana Yoga es el yoga de la sabiduría y el Karma Yoga es el yoga de la causa y el efecto.

Arriba: El signo «om» (como sombra detrás del texto) representa la trinidad de los tres dioses hindúes claves, Brahma, Vishnu y Siva. Es un sonido sagrado que se usa en la meditación y la oración.

Izquierda: La posición del Loto se usa frecuentemente como postura para la meditación, como en esta pintura del dios hindú Jina.

La palabra Hatha está formada de dos raíces: «ha» que significa sol y «tha» que significa luna. La práctica del Hatha Yoga se considera así que equilibra las energías solar y lunar dentro de una persona. Algunas personas prefieren el significado de que equilibra las energías femeninas y masculinas, el yin y el yang. También se puede referir a equilibrar las energías positivas y negativas.

Los antiguos textos del yoga establecen ciertas normas o instrucciones a seguir en la práctica del yoga. Si se examinan cuidadosamente puede verse que son la ética básica de la humanidad y se siguen probablemente por todas las sociedades del mundo. Estas normas morales se dividen en limitaciones (yamas) y cumplimientos (niyamanas). Las limitaciones son la no-violencia, la honestidad y la veracidad, la moderación en todas las cosas, la no-posesividad y el no robar. Los cumplimientos son la higiene, la pureza, el contento, la austeridad, el desinterés, la dedicación y el acompañarse de gente culta y sabia.

ADVERTENCIA

Sin tener en cuenta si usted ya ha practicado yoga antes o está comenzando por primera vez, es esencial que tenga la aprobación de su médico o comadrona y que esté bajo la guía de un profesor de yoga cualificado que tenga experiencia en enseñar yoga para embarazadas. Si ha estado practicando yoga durante algún tiempo o lo realiza regularmente, es posible continuar con una rutina ligera durante el primer trimestre. Sin embargo, si nunca ha practicado yoga con anterioridad, no hace ejercicio o ha padecido un aborto, no debería comenzar los ejercicios de yoga hasta el segundo trimestre (entre las semanas 12 y 16 de embarazo).

BENEFICIOS DEL YOGA

Con frecuencia, se impide a las embarazadas realizar ningún ejercicio físico agotador durante el primer trimestre, particularmente si existe posibilidad de aborto, y se les aconseja comenzar cualquier programa de ejercicio a partir del cuarto mes. Sin embargo, una futura madre activa y sana, que no tiene un historial de abortos, debería comenzar a fortalecer su cuerpo y desarrollar su flexibilidad y un buen tono muscular tan pronto como fuera posible.

Usted puede practicar yoga durante todo su embarazo adaptando las posturas para adecuarlas a sus necesidades individuales y nivel de salud. Éstas varían de persona a persona, y por tanto es necesario estar en armonía con su propio cuerpo, sentir cualquier molestia que pueda surgir y cambiar la posición para que se adecue a usted.

Para las mujeres embarazadas, los beneficios físicos del yoga incluyen una mayor fuerza y tono muscular, y una mejor postura y equilibrio; flexibilidad en todo el sistema muscular; la estimulación de las glándulas que controlan la producción de hormonas; mayor flujo sanguíneo y mejor circulación, y un excelente control de la respiración. Durante la práctica del yoga, se masajean los órganos internos. Aún más, los ejercicios de estómago le ayudarán a recuperar su figura después del parto. El yoga ayuda a reducir los problemas de insomnio y sueño, y promueve una sensación general de bienestar y una perspectiva positiva sobre la vida. El yoga también enseña a observarse a uno mismo y su práctica le pone en contacto de manera intuitiva con su cuerpo y sus emociones.

Recuerde, el yoga no es una receta exclusiva para un perfecto embarazo y parto. Es un instrumento que puede ayudarla durante este emocionante momento y enriquecer de forma alentadora la experiencia global. El término «labour» («parto» en inglés) significa trabajo duro, y la mayoría de las mujeres se acercan al «trabajo» del nacimiento con algo de miedo e inquietud. Es algo bastante normal pero, de forma alentadora, el yoga hará que su embarazo y parto sean un poco más fáciles y le ayudará a acercarse a ellos con una sensación de control sereno.

SUS CAMBIOS CORPORALES

En el transcurso del embarazo, la cantidad de sangre que circula en el cuerpo de la mujer aumenta desde aproximadamente 5 litros hasta cerca de 6,5 litros al final del embarazo. Aunque la capacidad de bombeo del corazón aumenta para hacer frente a la mayor cantidad de sangre, la velocidad del corazón (velocidad a la que su corazón late) y la presión arterial (la presión que la sangre ejerce en las paredes de las arterias) debería seguir igual. Como resultado de que el corazón tenga que trabajar más duro, usted puede experimentar falta de aliento. Los ejercicios en el capítulo de la respiración en yoga (v. pág. 22) deberían ayudarle a superar esto.

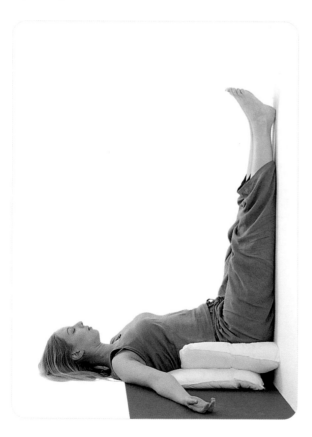

Arriba: La Fuente es una postura relajante después de una larga jornada. Es beneficiosa para las mujeres que sufren venas varicosas u otros problemas en las piernas.

Durante el embarazo, se producen hormonas específicas que relajan y ensanchan los vasos sanguíneos. Estas hormonas pueden también provocar que las válvulas en las venas más grandes se ablanden, lo que puede llegar a producir venas varicosas en las piernas. Algunas posturas de yoga fortalecen el corazón y ayudan a que la sangre fluya, así como también ayudan a evitar las venas varicosas. Si las venas aumentan mucho, la práctica de la postura de la Fuente ayudará a reducir la hinchazón.

Junto con el aumento de la cantidad de sangre en el sistema llega un aumento en el contenido líquido de las células y los tejidos del cuerpo. Durante el embarazo, su cuerpo retendrá hasta 7 litros de exceso de agua, que supone casi la mitad del peso que usted habrá ganado en total. Algo de este exceso de líquido se puede acumular en los pies y los tobillos, provocando que se hinchen, pero esto también puede aliviarse practicando la postura de la Fuente.

Los ligamentos y articulaciones pélvicos se ablandan durante el embarazo debido a la acción de las hormonas progesterona y relaxina. Este ablandamiento permite que el cuerpo se haga más flexible de manera que pueda tener espacio para el feto que crece. Durante el parto, también permite que los ligamentos que sujetan el útero se expandan. Como sus ligamentos pélvicos son más blandos, necesitan protegerse por músculos abdominales fuertes y bien tonificados. El yoga es un modo ideal para tonificar y fortalecer no sólo estos músculos, sino también las arterias que los alimentan.

La madre debe llevar el peso extra de un hijo que crece, y esto puede producir tensión en la zona más baja de la columna si los músculos de la espalda no se han fortalecido. Sus pies y piernas también tienen que soportar más peso.

A medida que avanza el embarazo, el útero se expande para alojar al creciente feto. Además, los músculos del útero están sumamente activos durante las contracciones del parto. Existen ejercicios específicos que fortalecen los músculos pélvicos y abren la zona de las caderas para ayudar a sostener el útero (v. págs. 40, 41, 43, 44).

SEMANA 12

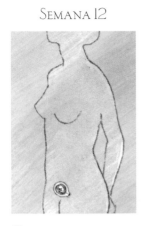

SEMANA 24

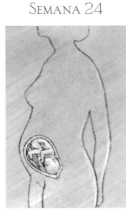

SEMANA 32

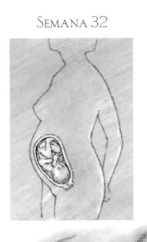

SEMANA 36

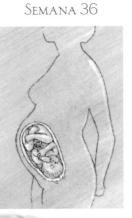

CÓMO CRECE EL FETO

Su peso normal es probable que aumente cerca de un 20 por 100 durante el embarazo, ganándose la mayor parte del peso entre las semanas 17 y 20. En el primer trimestre normalmente se gana poco peso, cerca de 0,7–1,4 kg, mas para el segundo y tercer trimestre éste aumentará cerca de 350-450 g por semana. El peso del embarazo se compone del feto, la placenta, un útero y unos senos aumentados, cantidad extra de sangre, nutrientes almacenados y líquido adicional.

Los músculos de la base pélvica (abajo) sostienen el útero, los intestinos y la vejiga urinaria, y reciben beneficios de su fortalecimiento durante el embarazo.

útero

vejiga

recto

músculos de
la base
pélvica

SEMANA 40

13

Las hormonas y las emociones

Muchas emociones son inducidas por cambios químicos que tienen lugar en el cerebro. Durante su embarazo puede verse usted misma más susceptible de lo normal a trastornos emocionales y a cambios de humor bruscos e impredecibles. Esto es debido al aumento de la producción de hormonas, que son los mensajeros químicos del cuerpo. Las hormonas son producidas por las glándulas endocrinas (v. recuadro) y son transportadas alrededor del cuerpo por el flujo sanguíneo. Las hormonas aseguran el buen funcionamiento de sus órganos y, en las mujeres, se responsabilizan de disparar el ciclo menstrual, mantener el embarazo y regular el parto, el nacimiento y la lactancia.

La glándula pituitaria afecta al funcionamiento de otras glándulas endocrinas. También juega un papel en la producción de endorfinas, los analgésicos naturales del cuerpo, que son esenciales durante el parto y tienen un efecto positivo completo en nuestro bienestar. La posición del Pino (v. pág. 78) y el Arado (v. pág. 76) estimulan la glándula pituitaria, pero ambas posturas deben practicarse con precaución durante el último trimestre. Una de las hormonas activadas durante el embarazo, la prolactina, es segregada por la glándula pituitaria. Junto con el estrógeno y la progesterona, la prolactina es vital para estimular la producción de leche de los senos. Entre otras funciones, el estrógeno y la progesterona relajan el músculo liso del útero, ayudándole a alojar al creciente feto.

La producción de adrenalina (epinefrina), noradrenalina (norepinefrina) y cortisona aumenta durante el embarazo. La adrenalina y la noradrenalina alteran la velocidad del corazón y la tensión arterial. La adrenalina también aumenta los niveles de azúcar de la sangre por la estimulación de la producción de glucosa. La cortisona es una sustancia natural que aumenta las defensas y que ayuda a aliviar las reacciones alérgicas que ocurren durante el embarazo. Estas hormonas son producidas por las glándulas suprarrenales, que están situadas por encima de los riñones.

Puesto que tienen que filtrar residuos de la madre y también del feto, la carga sobre los riñones aumenta durante el embarazo.

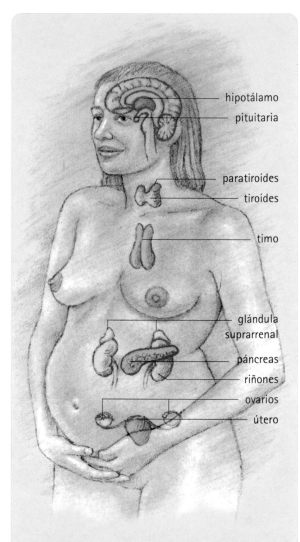

Sistema endocrino

Las glándulas endocrinas incluyen los ovarios, el tiroides, el hipotálamo y las glándulas suprarrenales. La glándula pituitaria, que está situada en el centro del cerebro, recibe el nombre de glándula endocrina maestra puesto que afecta al funcionamiento de otras glándulas endocrinas. Las hormonas producidas por las glándulas endocrinas aseguran el buen funcionamiento de los órganos corporales.

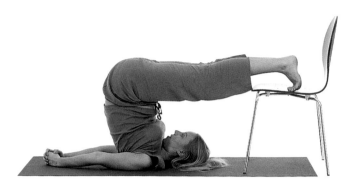

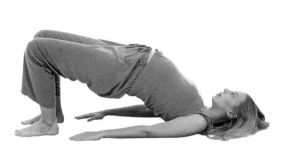

Arriba, izquierda: **El Arado (v. pág. 76) activa la glándula pituitaria: la glándula endocrina maestra.**

Arriba, derecha: **Las posturas de arqueamiento de la espalda como el Puente (v. pág. 48) ayudan a equilibrar la producción de hormonas.**

Los arqueamientos de espalda suaves (v. pág. 48) ayudan a los riñones a funcionar mejor y también a equilibrar la producción de hormonas.

La hormona relaxina, que es producida por la placenta, provoca que los ligamentos y tejidos conectivos en la pelvis y el útero se hagan más blandos, más elásticos y flexibles para preparar el nacimiento.

Un aspecto importante de la práctica del Hatha Yoga es el control de la respiración. Aparte de poder funcionar de manera más eficiente, si usted consigue controlar su respiración, verá que es más fácil controlar su cuerpo y emociones. Considere lo que ocurre cuando se enfada o está alterada. La adrenalina fluye y la velocidad de su corazón y tensión arterial aumentan. Puede comenzar a llorar o podría decir cosas de las que más tarde se arrepienta mientras pierde el control de sus emociones. Si al principio de un conflicto usted conscientemente comienza a controlar su respiración, verá que es más fácil controlar su cuerpo y emociones.

La práctica del yoga regularmente no sólo mejorará su bienestar y promoverá una sensación de calma, aprender a respirar correctamente (v. cap. 2) le ayudará durante el parto y el nacimiento.

CHAKRAS

Los chakras o centros de energía están situados por todo el cuerpo. La energía (prana) fluye a lo largo de canales (nadis), que se cruzan en los chakras. Cada chakra está asociado a un color, órgano, glándula endocrina y funciones físicas o emocionales, como se esquematiza a continuación.

● **Coronilla.** Morado. Cerebro. Glándula pineal. Fe, ilustración y consciencia elevada.

● **Ceja.** Índigo. Cerebro. Pituitaria e hipotálamo. Sabiduría y percepción de la mente.

● **Garganta.** Azul. Metabolismo. Tiroides y paratiroides. Comunicación con otros y con uno mismo.

● **Corazón.** Verde. Corazón y pulmones. Timo. Respiración y circulación vasculares, pasión y compasión.

● **Plexo solar.** Amarillo. Páncreas, estómago e hígado. Emociones y consciencia de uno mismo.

● **Naranja naval.** Riñones e intestinos. Glándulas suprarrenales. Digestión y nutrición.

● **Rojo básico.** Gónadas. Órganos reproductores. Fuente de energía.

PREPARACIÓN PARA EL PARTO

El parto no es una cosa que se pueda practicar y, en cualquier caso, cada uno es diferente. Un parto largo podría resultar fácil, mientras que un parto breve podría ser difícil. La práctica del yoga durante su embarazo le ayudará a tener el control sobre su cuerpo, lo que de otro modo usted no habría tenido. No es fácil relajar los músculos cuando se siente dolor y a menudo es difícil respirar cuando el cuerpo está bajo tensión, pero el yoga le ayudará instintivamente a abandonarse y relajarse cuando debería, y a trabajar con su cuerpo y la gravedad cuando deba dar a luz.

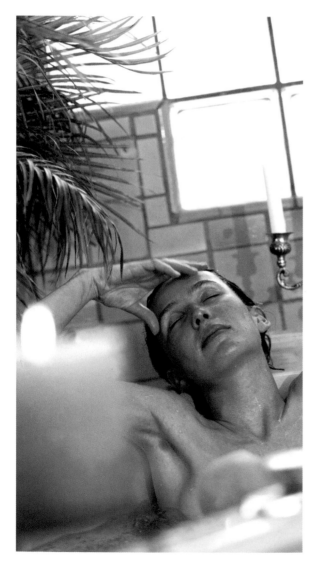

Su preparación emocional para el parto es importante y el yoga puede ayudar promoviendo una actitud positiva y ayudando a disminuir el miedo al dolor. Sin embargo, no importa cuánto anticipe y planee para el parto; cuando llega el momento, es mejor sintonizar con su cuerpo y hacer lo que parezca más natural.

A medida que se aproxima su fecha de parto, debería mantenerse ocupada. Estar sentada esperando el gran día puede producir tensión y estrés, particularmente si el bebé no llega en la fecha debida. Es importante, sin embargo, descansar lo suficiente en las últimas semanas.

La primera parte del parto comienza con las contracciones, que continúan y aumentan de intensidad hasta que el cuello del útero se dilata. Ésta es normalmente la fase más larga. La segunda fase ocurre cuando el cuello del útero está totalmente dilatado y la cabeza del bebé comienza a aparecer, seguida del cuerpo. La tercera fase consiste en soltar y expulsar la placenta. Ahora puede comenzar el verdadero vínculo entre madre e hijo.

Cuando empiecen sus contracciones, prepárese un baño de agua templada o escuche música suave para relajarse, de manera que para cuando vengan las contracciones más intensas usted ya esté en armonía con los ritmos internos de su cuerpo. (Algunas mujeres incluso se adormecen entre contracciones en las primeras etapas del parto.) Deberá moverse tanto como sea posible, adoptando posiciones que faciliten sus contracciones, o bien por su propia cuenta o con la ayuda de su compañero de parto. Hacia el final del parto su cuerpo simplemente se dejará llevar haciendo lo que es necesario de la forma más sorprendente. Esto es así cuando usted puede realmente tener la experiencia de su cuerpo como más creativo, del modo en que las mujeres lo han estado haciendo durante siglos.

Izquierda: Un baño cálido puede producir un efecto maravillosamente balsámico en las primeras etapas del parto, permitiéndole a usted relajarse momentáneamente antes de que el trabajo duro de la última fase comience.

POSTURAS PARA EL PARTO

Muchos médicos prefieren a una mujer que dé a luz mientras está tumbada sobre su espalda, ya que esta posición facilita su tarea, pero el parto es más fácil para la madre si la fuerza de la gravedad «trabaja con ella». En otras palabras, la vagina debería mirar abajo hacia el suelo. Yacer sobre la espalda ejerce presión sobre los grandes nervios de la columna, causando gran parte del dolor implicado en el parto, y sobre los vasos sanguíneos que suministran al útero y la placenta, disminuyendo así el flujo de sangre.

Una de las posiciones más naturales para dar a luz es ponerse en cuclillas apoyándose (v. pág. 35), pero el arrodillarse a cuatro patas como en la postura de estiramiento del Gato (v. pág. 46) es otra opción. Al principio del parto la posición de Mariposa (v. pág. 42) o simplemente el sentarse con las piernas cruzadas puede resultar muy cómodo. Es importante tener movilidad hasta directamente las etapas finales del parto.

LA RESPIRACIÓN DURANTE EL PARTO

La respiración ayuda a controlar el dolor y si es correcta le beneficiará enormemente durante el parto. En la primera fase, cuando comienzan sus contracciones busque una posición que sea naturalmente cómoda y concéntrese en su respiración y en exhalar imaginándose que expulsa toda su tensión y dolor.

Cuando comienza una contracción, inhale con una larga y lenta inspiración, después exhale tan lentamente como le sea posible hasta que la contracción haya terminado. La contracción será como una ola alcanzando su cresta y luego alejándose. No intente anticipar la siguiente contracción. Mantenga su mente centrada en lo que está pasando en el momento presente e intente armonizar con él.

Realizar un ruido durante el parto puede ser beneficioso, ya que ayudará también a aliviar el dolor. No se inhiba. Cuando se abra su mandíbula para que salga el sonido, su vagina se relajará, pero apretar los dientes tendrá el efecto de tensar los músculos cervicales. Balancearse de forma suave y rítmica de un lado a otro, o mecerse adelante y atrás también ayuda a relajar los músculos abdominales y reducir el dolor. Durante todo el parto, asegúrese de que

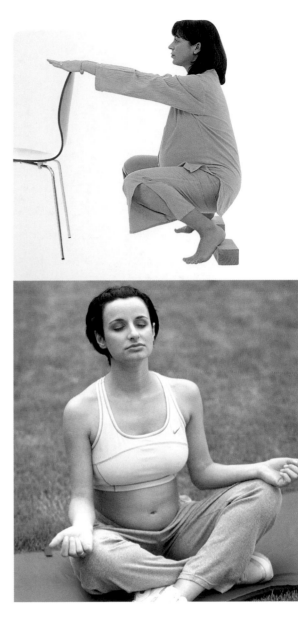

su cuerpo esté siempre en la posición más cómoda posible. Túmbese y ponga la misma música que normalmente escucha mientras se relaja después de una sesión de yoga, puesto que su cerebro está condicionado para relajarse bajo estas condiciones.

Arriba: **Muchas mujeres eligen dar a luz en cuclillas, lo que les permite usar la fuerza de la gravedad.** *Abajo:* **La respiración es una clave para controlar el dolor durante el parto. La práctica regular de antemano dará su fruto ese día.**

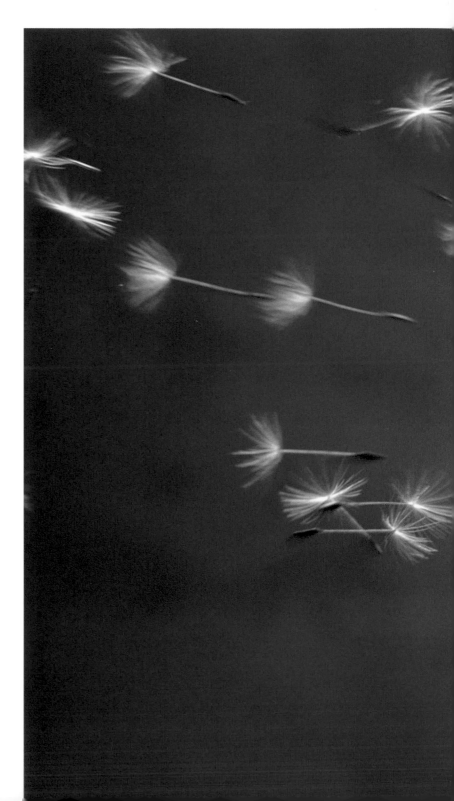

CUANDO respiramos aire, ingerimos comida, bebemos agua o tomamos el sol, absorbemos energía de estas sustancias. En yoga, esta energía vital, o fuerza de la vida, que nos hace funcionar se denomina prana. Los chinos la llaman chi. El prana está en el aire que inhalamos, pero no es el oxígeno; está en la comida que ingerimos, pero no es la comida misma. Es la energía sutil que se encuentra en todas las cosas y que nos mantiene vivos.

Una manera excelente de explicar el prana es compararlo con la electricidad. Cuando enciendes una luz, ésta brilla, probando que la energía está presente, aunque no la puedas ver. Todo y todos tenemos corrientes electromagnéticas. El prana es la energía en nuestra corriente electromagnética. A través de la respiración activa completa y la práctica de posturas de yoga, el cuerpo absorbe y almacena más prana de lo normal, que es lo que le hace sentir tan vivo después de una sesión de yoga.

RESPIRACIÓN Y RELAJACIÓN

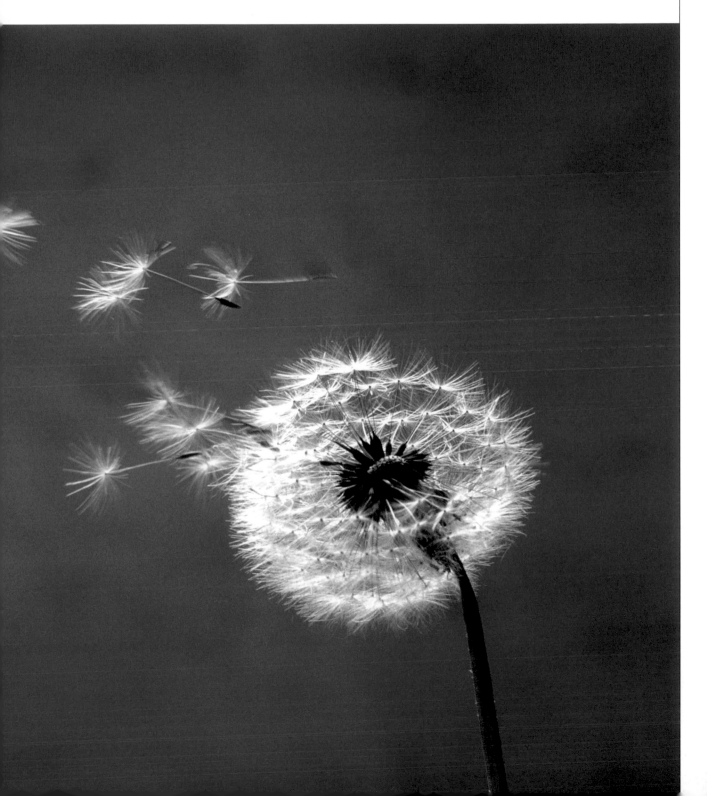

La respiración nos mantiene vivos. Cuando se detiene el aliento, la vida cesa. Cuando inhalamos y absorbemos la cantidad correcta de oxígeno en nuestro sistema, funcionamos al máximo rendimiento.

Los pulmones ocupan casi la totalidad de la cavidad torácica, extendiéndose desde debajo de las clavículas hasta debajo de las costillas, donde está situado el diafragma, y hasta la espalda, donde las costillas se unen a la columna vertebral.

Cuando usted inhala debería llenar sus pulmones desde la base hasta las clavículas y las costillas de la espalda. Sin embargo, incluso bajo condiciones normales, la mayoría de las personas respiran de manera perezosa habitualmente. Si observa su respiración con atención, probablemente se dará cuenta que está respirando con sólo una zona de los pulmones.

En la mayoría de casos la respiración perezosa está causada por malos hábitos, así como también por el estrés y la tensión. Tan pronto como estamos estresados, tendemos a contener el aliento, o respirar más superficialmente, y nuestros pulmones actúan como si quisieran hacer huelga. Esto significa que la vitalidad de cada célula del cuerpo disminuye.

El oxígeno que respiramos y la comida que ingerimos se convierten en energía dentro del cuerpo. Mientras ocurre esta conversión, se forman toxinas «apana» que se deben eliminar. Una postura llamada Apanasana (v. pág. 39) ayuda en el proceso de eliminación.

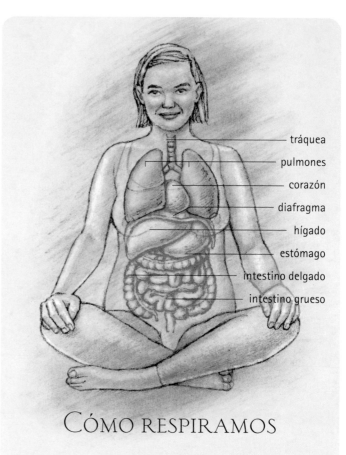

tráquea
pulmones
corazón
diafragma
hígado
estómago
intestino delgado
intestino grueso

CÓMO RESPIRAMOS

Cuando inhalamos, el oxígeno pasa a través de la tráquea a los pulmones, que consisten en diminutas bolsas de aire, los alvéolos que están cubiertos con una red de vasos sanguíneos. El oxígeno pasa de los alvéolos a los vasos sanguíneos desde donde es transportado por los glóbulos rojos a todas las partes del cuerpo. Los residuos en forma de dióxido de carbono (CO_2) se mueven en dirección contraria y son eliminados cuando se exhala. Un feto recibe oxígeno exactamente de la misma forma, de la sangre que pasa a través de la placenta. La madre exhala el dióxido de carbono del bebé junto con su propio aliento.

Los pulmones se expanden al inhalar y se contraen al exhalar. El diafragma, un músculo situado justo debajo de las costillas, sube y baja con cada exhalación e inhalación, respectivamente. Mientras el diafragma empuja hacia abajo, masajea el hígado, el bazo y los intestinos, estimulando la circulación por toda la zona abdominal.

PRECAUCIÓN

En varias etapas de su embarazo puede experimentar una bajada de la tensión arterial, falta de aliento y sensaciones de mareo o desmayo; por tanto, tenga cuidado cuando realice cualquier ejercicio respiratorio.

La respiración en el yoga

En el yoga, la práctica de diferentes ejercicios respiratorios se denomina Pranayama. Antes de emprender cualquier forma de respiración yóguica, el primer paso es aprender cómo respirar correctamente.

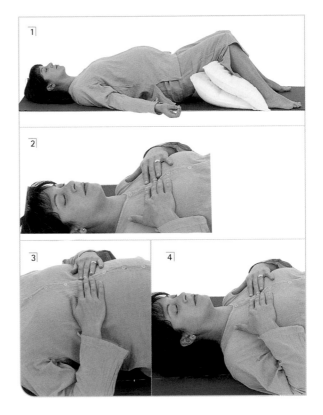

PRECAUCIÓN

Hay muchos tipos de ejercicios respiratorios en yoga. Los que se dan aquí son todos seguros de practicar mientras esté embarazada. Sin embargo, nunca debería contener el aliento durante el embarazo ya que el feto necesita oxígeno en todo momento. Si es una experimentada practicante de yoga, recuerde no contener el aliento, incluso durante un breve momento, durante ninguna de las posturas.

RESPIRACIÓN CORRECTA

Túmbese boca arriba en una colchoneta de yoga o toalla con las rodillas flexionadas tocándose y los pies más separados que las caderas. (A medida que avance su embarazo, coloque un cojín como refuerzo bajo sus rodillas para añadir comodidad.) Cuando está aprendiendo a respirar adecuadamente, tumbarse le permite al cuerpo relajarse. Flexionar las rodillas asegura que el diafragma esté en una posición relajada y permitir que las rodillas se toquen libera cualquier tensión desde la zona lumbar. Si su barbilla tiende a apuntar hacia el techo, provocando que las vértebras del cuello se contraigan, coloque un cojín debajo de su cabeza (1). Compruebe que sus dientes no estén apretados y que su lengua esté esponjosa en la base de la boca, no adherida al paladar. Asegúrese de no pasar frío, ya que es difícil relajarse cuando se está fría. Cúbrase con una manta si es necesario.

Para comenzar no haga nada excepto observar la calidad de su respiración mirando si es suave, regular y constante. No altere su respiración, sólo obsérvela. Compruebe a qué parte de los pulmones fluye el aire.

Coloque sus manos ligeramente sobre su abdomen (2), inhale a través de su nariz y lleve el aire conscientemente a la zona de debajo de sus manos, permitiendo que se alejen suavemente una de la otra. Este no es un movimiento del brazo, deje que la respiración mueva las manos. Realice 10 respiraciones largas y controladas, inhalando y exhalando por la nariz. Coloque sus manos más arriba, de manera que los dedos corazón se toquen justo debajo del pecho (3). Realice 10 respiraciones más, de nuevo guiando el aire conscientemente a la zona de debajo de sus manos. No debería haber tensión en los brazos, las manos o los hombros. Ahora mueva las manos a la zona superior del pecho, pero debajo de las clavículas, y repita las 10 respiraciones (4). Fíjese en cómo se siente cuando el aire fluye en cada una de las partes de los pulmones. Permita que el cuerpo recupere su ritmo natural de respiración durante 10 respiraciones y simplemente relájese. Coloque los brazos al lado del cuerpo con las palmas mirando hacia arriba.

A continuación realice una respiración larga, lenta y controlada, llenando primero la base, luego la zona media y después la zona superior de los pulmones. Exhale, vaciando la zona superior de los pulmones, después la zona media y finalmente la base. Repita 10 veces y permita que el cuerpo adopte su ritmo de respiración natural.

Cuando realice este ejercicio, no tense los hombros, brazos o mandíbula. Vigile esto ya que la tensión avanza lentamente cuando no la observamos. No inhale demasiado aire en una sola respi-

práctica, la respiración correcta y regular se convertirá en una segunda naturaleza y le será de gran utilidad durante toda la vida. El control de la respiración será su mayor ayuda mientras da a luz. Una respiración correcta se vuelve fácil y cómoda, practicándola mientras conduce, ve la televisión o espera en la cola del supermercado. Si no tiene tiempo para una sesión completa de yoga durante el día, al menos practique la respiración correcta. Este es un ejercicio excelente para practicar con su compañero.

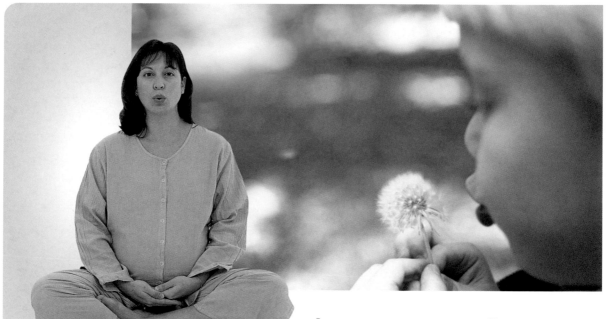

ración porque los hombros tirarán hacia arriba y se tensarán. No debería haber ninguna tensión en los límites de la respiración (esto es, al final de la inhalación y de la exhalación). Intente realizar el cambio de la inspiración a la expiración lo más suavemente posible; el ejercicio debería ser sereno y sin esfuerzo. Asegúrese siempre de exhalar un poco más de lo que inhala para evitar la hiperventilación (mareándose o aturdiéndose).

Respirar así puede parecer un poco extraño cuando comience a practicar esta respiración por primera vez, pero tenga presente que respirar es tan vital para el feto como para la madre. Con la

La respiración del Diente de León

Esta técnica respiratoria le ayudará en las primeras etapas del parto. Es un ejercicio suave que incrementa el control de la respiración ayudándole a exhalar de manera suave. Piense en la flor del diente de león, con su suave y esponjoso cáliz o «borla».

Siéntese en una posición erguida y cómoda con las manos en su regazo. Apriete los labios y exhale aire ligeramente como si soplase haciendo volar las semillas de un diente de león. Inhale con una respiración breve y brusca por la boca y sople de nuevo. Haga esto quince veces más y luego realice un par de respiraciones para recuperarse.

Repita el ejercicio completo seis veces.

Brahmari (la abeja que zumba)

Siéntese en la misma posición que para el ejercicio anterior. Inhale por las dos fosas nasales y exhale por la nariz. Realice un zumbido ruidoso en la exhalación con la boca cerrada. Mantenga la exhalación y el zumbido tanto tiempo como resulte cómodo y entonces inhale por la nariz sin realizar el zumbido. Repita 10 veces. El zumbido le permite extender el período de exhalación y aumenta el control de la respiración.

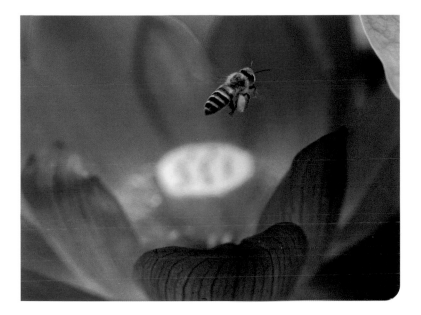

El zumbido también vibra profundamente en el tejido pulmonar, aflojando la congestión, por lo que este ejercicio es excelente para aliviar la tensión del pecho. La respiración brahmari es excepcionalmente sosegadora y tranquilizante. Debido a la extensa exhalación, es muy beneficiosa para las mujeres embarazadas y una maravillosa preparación para el parto.

Respiración ujjayi
(la respiración yóguica)

La respiración ujjayi se usa en casi todas las posturas de yoga y a menudo también durante la relajación. Esta forma de respiración puede parecer un poco extraña al principio, pero persevere, ya que es la base de todo el Hatha Yoga y le permite moverse y respirar lentamente y con control. La manera más fácil de aprender esta técnica respiratoria es tumbarse en la posición para el ejercicio de respiración correcta (v. pág. 21) Toda inhalación y exhalación se hace por la nariz, y la boca se mantiene cerrada.

La principal característica de la respiración ujjayi es el cierre parcial de la tráquea con la glotis, que está situada en la parte de atrás de la garganta. Esto se hace contrayendo los músculos de la base de su garganta, cerca de las clavículas. El cerrar la glotis actúa como un freno en la inhalación y exhalación de aire, dándole mayor control sobre la respiración. Manteniendo la glotis contraída, lleve el aire lentamente a la parte de atrás de la garganta y a los pulmones.

Mientras inspira, llene los pulmones desde la base, inhalando hacia debajo del pecho y entonces hacia arriba hasta las clavículas. Una buena analogía de esto es llenar una botella con agua: la base de la botella se llena primero, luego la parte del medio y finalmente la parte de arriba. El aire que baja por la parte de atrás de la garganta debería crear un sonido ligeramente sibilante (siseante).

Exhale lentamente por la nariz, manteniendo la glotis parcialmente cerrada. En todo momento, durante este ejercicio, su atención debería estar en la parte de atrás de la garganta, no en las fosas nasales. Si encuentra dificultad en entenderlo, entonces suspire exhalando el aire por la boca como si intentara empañar el cristal de una ventana, y note la sensación del aire en la parte de atrás de la garganta. Ahora practique esto con la boca cerrada, pero manteniendo la atención de la respiración en la garganta, no en la nariz. (Recuerde exhalar durante un tiempo ligeramente más largo que cuando inhala, para evitar retener demasiado oxígeno, lo que podría aturdirle.)

Repita la respiración ujjayi 10 veces y luego permita que el cuerpo recupere su ritmo de respiración natural durante un rato antes de hacer otras 10 rondas.

NADI SODHANA
(RESPIRACIÓN ALTERNA)

Una fosa nasal domina siempre más que la otra, fluyendo el aire más libremente por ella. Esto es normal y, en una persona sana, debería cambiar de la fosa nasal izquierda a la derecha y de nuevo otra vez cada dos horas de media.

Siéntese en una posición cómoda con las manos reposando ligeramente en su regazo (1). Con su mano derecha, toque el tabique (la parte huesuda y blanda de la nariz), puesto que esto es lo que usted cerrará.

Doble los dedos índice y corazón de la mano derecha en la palma de la mano (2). Coloque el pulgar derecho contra el tabique en el lado derecho de la nariz para cerrar la fosa nasal derecha e inhale suavemente por la fosa nasal izquierda (3). Entonces cierre la fosa nasal izquierda con el dedo anular de la mano derecha, levante el pulgar y exhale por la fosa nasal derecha (4). No es necesario ejercer presión contra la nariz, un ligero contacto es todo lo que se requiere.

Manteniendo la fosa nasal izquierda cerrada, inhale por la fosa nasal derecha. Cierre ésta con el pulgar y exhale por la fosa nasal izquierda. Comience y termine siempre este ejercicio inhalando y exhalando por la fosa nasal izquierda. El ritmo es siempre izquierda, derecha, derecha, izquierda. Esto comprende una ronda de Nadi Sodhana. Mantenga el codo derecho levantado lejos de la caja torácica hasta el final y los hombros esponjosos y libres de tensión.

Realice 15 rondas de respiración alterna y entonces relájese durante un rato con los ojos cerrados para permitir que el cuerpo reanude su ritmo natural de respiración. Nadi Sodhana es el más tranquilizador de todos los ejercicios de respiración en yoga. Crea un equilibrio entre los hemisferios izquierdo y derecho del cerebro, provocando una sensación maravillosa de serenidad.

Nadi Sodhana se practica normalmente con retención del aire, pero puesto que esto no es recomendable durante el embarazo, mantenga la respiración continua hasta el final.

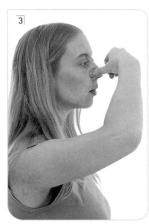
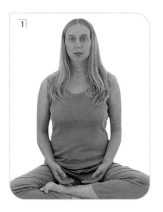
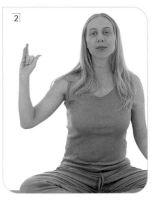
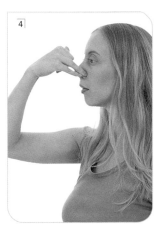
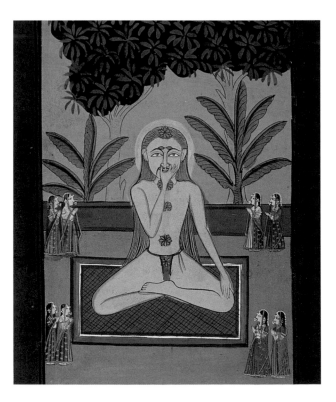

CANTOS

Muchas personas se desconciertan ante la idea de cantar puesto que les hace sentir «cohibidos». Esta palabra podría sustituirse fácilmente por la de «consciente de uno mismo», que es uno de los objetivos básicos del yoga. Una vez que usted entienda lo que consigue cantando y cómo funciona en el cuerpo, quizás se pueda vencer esta resistencia. Recuerde también que no todo el mundo que practica yoga, canta.

Cuando se canta, se forma una vibración que resuena por toda la parte superior del cuerpo. Cantar estimula los alvéolos (bolsas de aire) de los pulmones, mejorando el intercambio de gases (oxígeno y dióxido de carbono). Masajea los órganos internos, alcanza los tejidos profundos y las células nerviosas, y aumenta la circulación sanguínea.

El sonido se eleva a través del cuerpo desde la base de la columna vertebral a la coronilla. De camino, estimula el sistema endocrino, particularmente las glándulas pineal y pituitaria, que producen sustancias químicas que nos hacen sentir bien (v. pág. 14).

Si quiere probar los cantos, siéntese en una posición cómoda con las manos reposando ligeramente en el regazo. Comience con un canto simple, como repetir la palabra «Om», que los yogis consideran que es el sonido de la creación.

Cierre los ojos e inhale por la nariz. Abra su boca ampliamente y exhale por

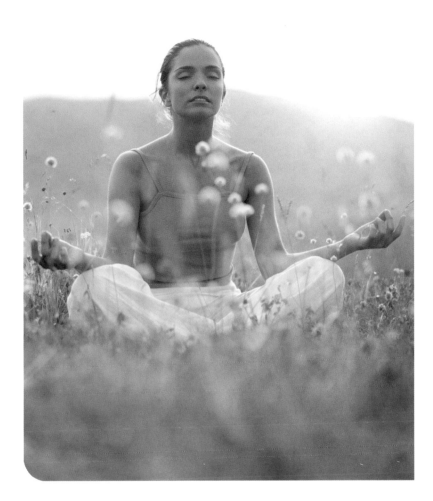

la boca, cantando lentamente "Om" (también escrito Aum) dividiendo la palabra en tres sonidos distintos: aaa, ooo, y, finalmente, mmm, que se realiza con la boca cerrada.

Mientras progresa el sonido debería poder sentir la vibración elevarse por su cuerpo. (Quizá no pueda usted sentirla inmediatamente, pero con un poco de práctica, ésta llegará.) Para acentuar el efecto de elevación, lleve los músculos del estómago hacia su columna vertebral durante la «a» y la «o», para obligar al sonido a subir a los pulmones. A me-

dida que los músculos se llevan más hacia dentro, el sonido subirá hasta alcanzar el cráneo con la «mmm». El sonido «mmm» se puede mover por todo el cráneo mediante el movimiento lento de la mandíbula, hacia arriba y hacia abajo, o en círculo. Si coloca la mano en la coronilla podrá sentir la vibración en su cráneo.

Si se siente un poco inhibida en un principio al cantar, pruébelo cuando nadie esté cerca. Los efectos son profundos, ya que provoca una maravillosa sensación de bienestar.

RELAJACIÓN

La relajación se practica normalmente después de una sesión de posturas de yoga y dura 15 minutos. Debería ponerse ropa adicional holgada y de abrigo o cubrirse con una manta durante la relajación, ya que el cuerpo se enfría rápidamente después del ejercicio y es difícil relajarse cuando se tiene frío. Se podría poner música tranquila y suave o encender una vela perfumada para realzar la atmósfera.

La relajación en yoga se practica normalmente en la postura del Muerto (Savasana). En esta postura supina, el cuerpo debería estar completamente quieto. A medida que avance su embarazo, puede colocar un cojín o manta doblada bajo las rodillas para aliviar la tensión en la zona baja de la espalda. En las últimas etapas del embarazo, cuando el descanso y la relajación son muy importantes, podría estar más cómoda si se tumba sobre el lado izquierdo con un cojín entre las rodillas.

LA RELAJACIÓN SAVASANA

Túmbese boca arriba sobre el suelo con su cuerpo estirado (use un cojín bajo las rodillas si es necesario). Coloque los pies separados a la anchura de las caderas con los dedos cayendo hacia fuera. Mueva los brazos ligeramente lejos del cuerpo de manera que haya espacio en las axilas. Gire las palmas de las manos hacia arriba mirando al techo. Cierre los ojos y pase por la siguiente secuencia de acciones.

Inhale y estire las puntas de los pies (1), después exhale y relájese. Inhale y flexione los pies (2), después exhale y relájese. Inhale y apriete los músculos de las nalgas tanto que vibren contra el suelo, después exhale y relájese. Inhale y empuje la zona lumbar hacia el suelo, exhale y relájese. Inhale y forme puños tensos con sus manos (3), exhale y relájese. Inhale y extienda los dedos, manos y brazos hasta que los omóplatos se alejen el uno del otro en el suelo que hay debajo de usted (4), luego exhale y relájese.

Tense la cara y mueva los músculos faciales de manera vigorosa. (Esta parte del cuerpo casi nunca se ejercita; sin embargo, es una parte que siempre enseñamos al mundo y nunca cubrimos.)

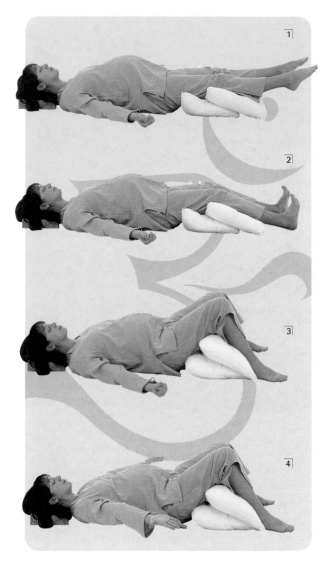

Relaje la cara. Haga rodar suavemente la cabeza de un lado a otro hasta que parezca pesada. Compruebe que no esté apretando los dientes y que la lengua está apoyada suavemente en la base de la boca, no adherida a su paladar. Relaje la frente, mejillas y barbilla.

Haga 20 rondas de respiración ujjayi (v. pág. 23) y permita luego que el cuerpo adopte su ritmo de respiración natural, cambiando a una respiración más superficial. Conscientemente cuente las respiraciones ujjayi, ya que esto impide que la mente se distraiga.

Estírese tranquilamente durante el resto del período de relajación. Si desea realizar una visualización (v. a continuación) ahora es el momento. Al final de los 15 minutos, roce ligeramente los pulgares con las yemas de los dedos y mueva los dedos de los pies. Levante los brazos lentamente sobre la cabeza y estírese y bostece. Lleve las rodillas hasta el pecho y ruede hacia su lado derecho. Permanezca quieta durante un momento con los ojos cerrados. Luego, coloque la mano izquierda en el suelo delante de usted y levántese hasta sentarse. Abra los ojos. Debería quedarse con una sensación de lánguida tranquilidad.

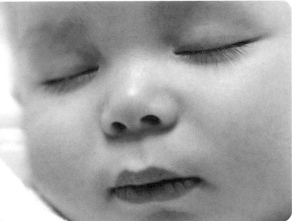

VISUALIZACIÓN

Aunque podría parecer difícil de conseguir al principio, una vez que haya aprendido a concentrarse en una imagen mental, la visualización es un ejercicio fácil y cómodo que debería dejarle una sensación clara y revitalizada.

Después de los ejercicios respiratorios durante Savasana, visualice un paisaje favorito e imagínese en él. Quizá debería verse a sí misma sola en una playa desierta. Mire el sol adherido al cielo azul y escuche las olas estrellarse contra la arena. Fíjese en el color del mar, el cielo y las nubes. Escuche el sonido del océano y el graznido de las gaviotas. Olfatee la sal en el aire. Imagínese paseando a lo largo de la arena, recogiendo conchas.

Lo importante es emplear todos los sentidos para crear una imagen clara en su mente y luego intentar transportarse al paisaje y ver si puede perderse en él.

Naturalmente, no tiene que utilizar una imagen de la playa; su paisaje escogido podría ser un bosque, una cascada o cualquier lugar favorito, ya sea real o imaginario. Lo importante es visualizar de manera tan real como sea posible evocando los sentidos de la vista, tacto, oído y olfato en la mente.

Las mujeres embarazadas a menudo eligen visualizar a su hijo aún no nacido, imaginándose su aspecto y concentrándose en su salud y bienestar.

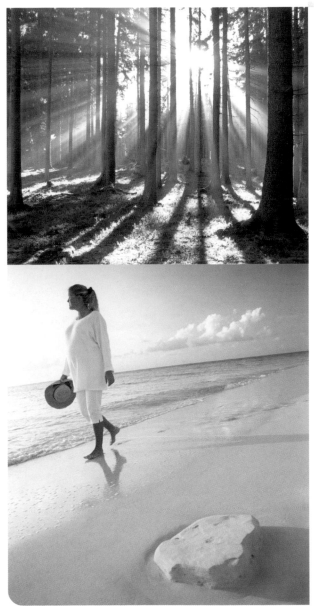

ESTE capítulo y los que siguen le presentan varias posturas que son adecuadas para la práctica durante el embarazo.

El presente capítulo proporciona información básica para guiarle, ya lo practique en casa o en clase. Los tres capítulos siguientes siguen todos el mismo formato, empezando con los ejercicios más fáciles y pasando a posturas más avanzadas. Si es nueva en el yoga, es aconsejable empezar al comienzo de cada capítulo y trabajar lentamente a través de los ejercicios hasta que, progresivamente, sienta que cada postura se vuelve más fácil. Inicialmente podría experimentar rigidez o torpeza mientras realiza las posturas, pero esto debería desaparecer pronto. El practicar diversas posturas le mostrará rápidamente qué partes de su cuerpo son más débiles que otras y estas debilidades pueden entonces trabajarse y reducirse gradualmente. Debería incluir varias posturas en cada sesión, y los ejemplos de clases en las páginas 92-93 proporcionan combinaciones de posturas sentadas, en pie o supinas.

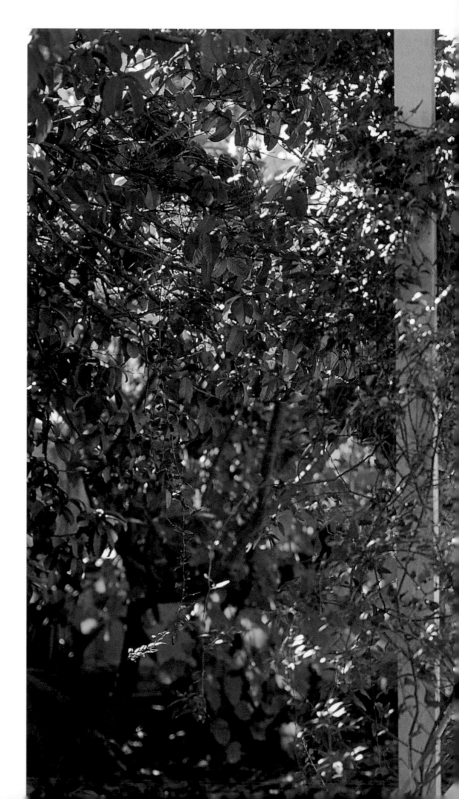

INSTRUCCIONES PARA LA PRÁCTICA

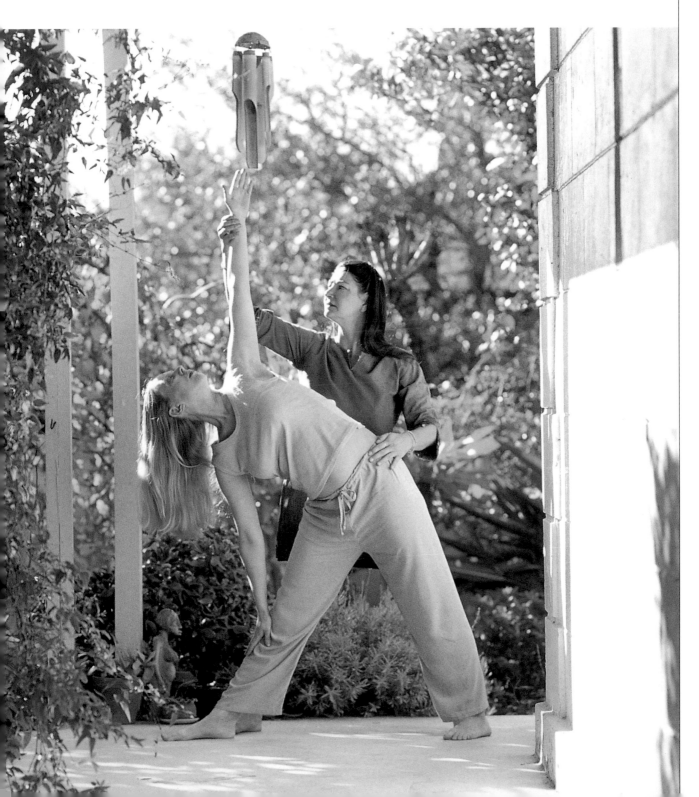

El yoga debería ser siempre agradable y cómodo, física y mentalmente. No se debería tensar, luchar o experimentar ninguna incomodidad o dolor durante su práctica. Los dos aspectos principales de todas las posturas de yoga son estabilidad y comodidad. Busque la zona de comodidad en una postura y relájese en ella; no estire demasiado los músculos. Una vez que el máximo estiramiento se ha conseguido en una postura, debería poder mantenerla durante un período de tiempo cómodo. La habilidad de estirarse y relajarse será de gran ayuda durante el parto. Si experimenta alguna dificultad en conseguir una postura, intente usar una silla, la pared o un compañero para acarrear y equilibrar el volumen de su peso.

A veces el conflicto interno surge cuando la mente desea llegar más lejos y se olvida que el cuerpo no está aún preparado. Si hace trabajar a su cuerpo demasiado duro, éste se vengará estando rígido y dolorido al día siguiente.

Intente no dejar que su mente discurra durante la práctica del yoga. Concentre su atención en la respiración y en lo que su cuerpo está haciendo y cómo se siente.

En una postura estática, como el estiramiento del Perro (v. pág. 73) el cuerpo se mantiene quieto. En contraste, una postura dinámica, como la del Gato (v. pág. 46), es aquella en la que el cuerpo se mueve. La respiración deberá continuar siendo cómoda en las posturas tanto estáticas como dinámicas.

La mayoría de posturas del yoga trabajan una cierta parte del cuerpo bastante intensamente; por tanto, es necesario realizar una contrapostura después para flexionar el cuerpo en dirección contraria, relajar los músculos y la columna y hacer volver al cuerpo a una posición de simetría. Un ejemplo es la postura de la vela (v. pág. 74), que cierra los músculos de la garganta y equilibra las glándulas tiroides y paratiroides. Una contrapostura, como la del pez (v. pág. 57), abre la zona de la garganta y permite que la sangre oxigenada llegue a las glándulas. Las posturas de descanso pueden ser también contraposturas.

ALGUNOS PUNTOS PARA RECORDAR

- Trabaje siempre ambos lados del cuerpo por igual. Haga lo que haga con un lado del cuerpo debe repetirse en el otro lado. (Es normal que un lado del cuerpo sea más fuerte y flexible que el otro.) Trabaje primero el lado derecho, después el izquierdo, ya que esto ayuda al movimiento natural peristáltico de la digestión. Casi todo en yoga está pensado para ayudar y acentuar las funciones naturales del cuerpo.

- Algunas de las posturas de este libro recomiendan cuántas veces debería hacerlas. Esta no es una norma que no se pueda alterar. Preste atención a su cuerpo. Si le apetece hacer más o menos que el número recomendado, adelante.

- No practique el yoga con el estómago lleno. Permita pasar cuatro horas después de una comida abundante y dos horas después de una comida ligera antes de emprender posturas de yoga. Asegúrese de que el intestino y la vejiga se hayan vaciado.

- Trabaje siempre con la respiración como lo hace con las posturas. Cada movimiento debería acompañarse por una inhalación y una exhalación. Una instrucción básica es que cuando el cuerpo se levante o se abra, se inhale. Esto es lógico, ya que entonces hay espacio para que los pulmones se expandan. Cuando el cuerpo se dobla o cierra, una exhalación ayuda a expulsar el aire de los pulmones.

- Mantener los ojos cerrados mientras practica las posturas aumentará su concentración.

- Es importante relajarse entre las posturas para permitir que las pulsaciones del corazón y la respiración vuelvan a ser normales.

- Su centro de equilibrio cambiará durante el embarazo. Si es necesario, use la pared, una silla o una compañera para apoyarse cuando realice posturas invertidas o de equilibrio.

- Cuando se doble hacia delante, estírese desde las caderas. No curve la columna.

- Si experimenta dolor durante una postura, deje de hacerla inmediatamente y discútala con la profesora. Podría estar cometiendo un error básico que ella podrá corregir. En todo momento, sea amable con su cuerpo. Recuerde que ahora hay dos vidas a tener en cuenta.

- Nunca retenga la respiración o pare de respirar durante el embarazo. El feto necesita oxígeno en todo momento.

- Evite posturas boca abajo cuando su abdomen comience a expandirse.

- Cuando haga torsiones espinales, tenga cuidado en no comprimir el ampliado abdomen. Concentre la torsión en la zona superior de la columna, las costillas y los hombros.

- Nunca haga una torsión espinal justo después de una flexión hacia atrás, ni una flexión hacia atrás después de una torsión espinal. Las flexiones hacia atrás «abren» la columna y existe la posibilidad de que estalle un disco si entonces tuerce la columna.

- No practique inversiones en el último trimestre, pues la mayoría de los bebés ya habrán adoptado una postura con la cabeza hacia abajo en esta etapa.

- No realice posturas de piernas dobladas si sufre de venas varicosas o coágulos de sangre venosa.

- No apriete los dientes mientras practica las posturas. Mantenga la mandíbula relajada.

- No fuerce el cuerpo a trabajar hasta el punto de que tiemble o vibre. Si esto ocurre, intente relajarse en la postura o salga de ella del todo.

- No mantenga los brazos por encima de su cabeza si padece tensión alta.

- Mientras avanza su embarazo, se volverá más difícil levantarse cuando ha estado tumbada en el suelo (v. abajo). La forma más fácil es rodar hasta apoyar el lado derecho y apoyar la mano izquierda en el suelo (1), utilizándola para empujarse hasta sentarse (2). Desde ahí, arrodíllese y levántese lentamente (3).

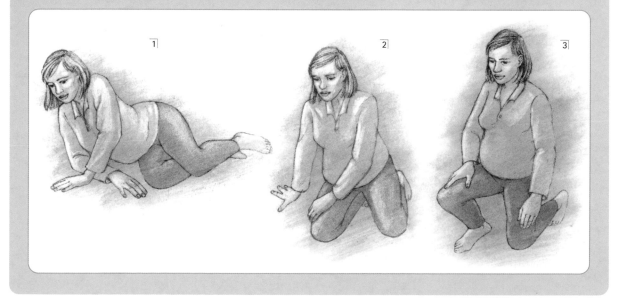

LAS CLASES DE YOGA

Si ha estado practicando yoga durante algún tiempo, es importante que informe al profesor tan pronto sepa que está embarazada, ya que deberían evitarse ciertas posturas durante el embarazo. Si anteriormente ha sufrido un aborto puede necesitar un cuidado extra en las primeras semanas. Podría incluso solicitar ser atendida por un profesor especializado en embarazos. Los profesores que ofrecen clases para embarazadas normalmente también realizan clases posnatales, que le ayudarán a recuperar la figura así como también a volver a establecer una rutina de ejercicios después del parto.

El yoga es muy beneficioso cuando se realiza regularmente. Un buen profesor le ayudará a estructurar su práctica planeando sesiones de ejercicios que puedan seguirse en casa. Sin embargo, la asistencia a clases de forma regular es importante, ya que los malos hábitos son fáciles de adquirir, pero sumamente difíciles de dejar. En clase, el profesor señalará sus errores y los rectificará de modo que no continúe cometiendo los mismos errores en casa.

Si decide comenzar con el yoga sólo después de quedarse embarazada, su médico, el centro médico prenatal o la tienda de productos de maternidad quizá puedan recomendarle clases o un profesor de yoga en su zona.

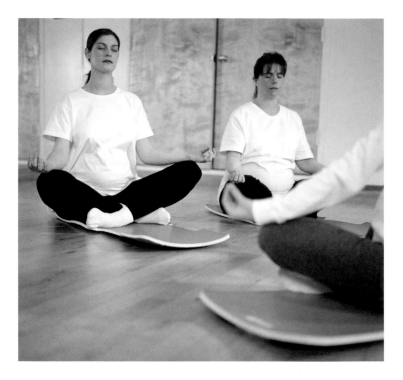

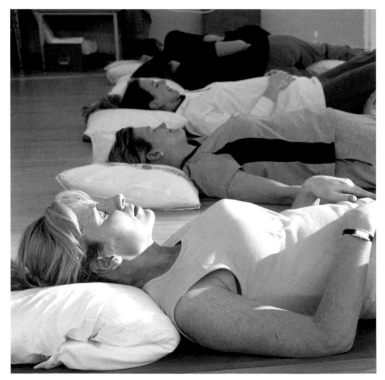

Arriba, derecha: **Las clases son una oportunidad de aprender la manera correcta de realizar las posturas de yoga.**

Derecha: **Todas las sesiones de yoga deberían acabar con un período para la relajación.**

LA PRÁCTICA EN CASA

A menos que pueda asistir a tres o cuatro clases a la semana, será beneficioso complementar sus clases con sesiones
en casa. Lo verá mucho más fácil de practicar regularmente en casa si destina una zona específica o puede despejar
un espacio con el mínimo esfuerzo. Debería haber suficiente espacio para que se pueda estirar y mover con facilidad.
Una habitación bien ventilada que esté bien iluminada, sea
tranquila y limpia es lo ideal. El aire fresco es preferible,
ya que el aire acondicionado y la calefacción cambian la
naturaleza del oxígeno que respiramos, dificultando su ab-
sorción por el cuerpo. El oxígeno natural cargado negati-
vamente es beneficioso para el cuerpo, que es probablemente la razón por la que nos sentimos revitalizados
después de una tormenta de rayos. Si el tiempo es agradable, practique yoga al aire libre, llevando tan poca ropa como lo permita la temperatura.

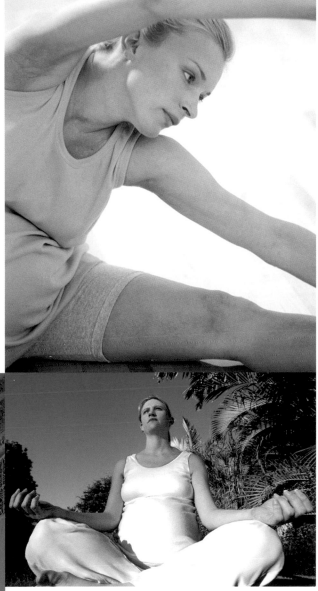

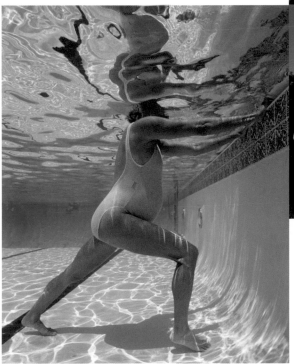

Arriba: **Necesita espacio en el suelo para moverse libremente.**

Encima: **Aproveche el buen tiempo realizando los ejercicios al
aire libre, beneficiándose del aire fresco y el sol.**

Izquierda: **Realizar ejercicios en el agua es buen modo de flexibili-
zarse antes de una sesión de yoga y alivia los músculos doloridos.**

Nuestros cuerpos son menos flexibles por la mañana que por la noche, pero una ducha caliente puede ayudar a aflojar los músculos y articulaciones antes de una sesión matutina de yoga. Cualquier momento del día que elija, intente asegurarse de que no le interrumpan. Cierre la puerta con llave si es necesario y desconecte el teléfono o active el contestador.

Una clase de yoga consiste normalmente en una hora de ejercicios y respiración seguida de 15 minutos de relajación. Si no puede durante una hora en casa, o siente que será demasiado para su cuerpo, entonces haga tanto como le resulte cómodo. Sin embargo es esencial relajarse después de cada sesión de ejercicios, ya que esto permite al cuerpo absorber los beneficios de los ejercicios que acaba de realizar.

Es esencial para una mujer embarazada aprender a relajarse conscientemente de manera que ella pueda «soltar» entre cada contracción durante el parto. Acabe su sesión de yoga en casa con un tiempo para la relajación en savasana (v. pág. 26) con o sin respiración ujjayi.

Puede seleccionar música de fondo suave, para toda la sesión de yoga o sólo mientras se relaja.

Derecha: **Cuando haga ejercicio en casa, utilice los muebles para mantener el equilibrio o para apoyarse en varias posturas.**

ROPA

No es necesario comprar ropa especial para yoga, y su estado de gestación a menudo le dictará qué ropa escoger. Muchas embarazadas que practican yoga eligen «leggings» o pantalones holgados con elástico, junto con mallas, una camiseta convencional, un top suelto, una camiseta de deporte ajustada o un top de cuero.

Escoja elementos que sean frescos, cómodos y que no restrinjan sus movimientos de ningún modo. Evite prendas de vestir que caigan sobre su cara cuando se pliegue hacia delante o realice posturas invertidas. Cuando haga frío, comience llevando una capa de ropa cálida, quitándose elementos a medida que su cuerpo va entrando en calor y poniéndoselos de nuevo si siente que está comenzando a sentir frío.

Aunque los pies descalzos son preferibles para la práctica del yoga, puede llevar calcetines si hace frío o hasta que su cuerpo y pies se hayan calentado.

Si es posible, haga los ejercicios delante de un espejo de tamaño completo, ya que éste le ayudará a comprobar su posición en las posturas.

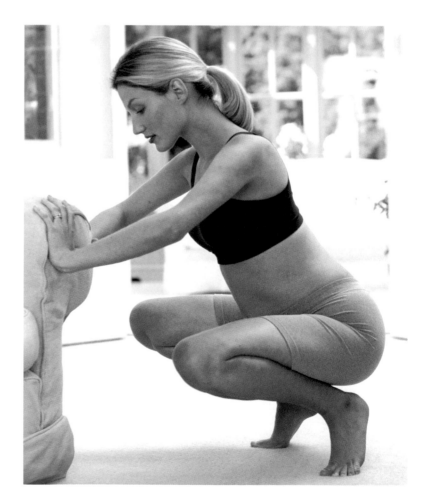

EQUIPO

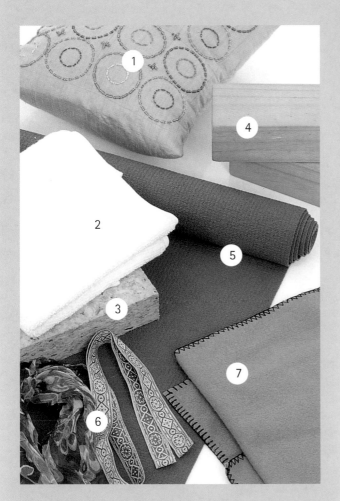

Hay colchonetas especiales para el yoga que no resbalan, pero no son esenciales. Será suficiente una gran toalla de baño o una pequeña alfombra que no se deslice. Los cojines o almohadas y una silla recta y robusta se pueden usar para apoyarse en las posturas más difíciles, mientras que una larga correa (de al menos 1 m), cinturón o toalla plegada puede ayudarle a alcanzar y agarrarse a los pies en ciertas posturas.

Asegúrese de que los elementos que necesite, estén a su alcance antes de comenzar una sesión de ejercicios.

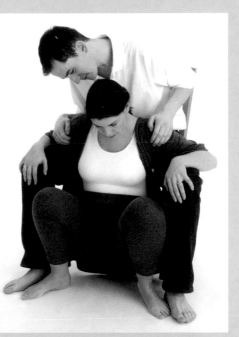

Arriba: Use una almohada (1), toalla (2) o una esponja especial de yoga (3) bajo las rodillas, cuando esté tumbada sobre su espalda. Coloque bloques de madera (4) bajo sus talones cuando esté en cuclillas o flexione las rodillas. Una colchoneta de yoga que no se deslice (5) funciona mejor sobre una superficie lisa. Los cinturones, correas o pañuelos (6) ayudan a aumentar su alcance.

Derecha, arriba: La posición en cuclillas con apoyo es una posición de parto popular. Practíquela con su compañero.

Derecha: Una manta (7) le mantendrá caliente durante la relajación.

Las posturas sentadas calman la mente,
tranquilizan los nervios, alivian la fatiga y
promueven el sueño. Se pueden dividir en
flexiones hacia delante, hacia atrás y torsiones espinales. Las flexiones sentada hacia
delante benefician el chakra del ombligo, re-
lacionado con los riñones y las glándulas suprarrenales (v. pág. 15) por lo que su práctica
ayuda a equilibrar y fortalecer estos órganos. Las flexiones sentada hacia delante son
una buena preparación para las flexiones en
pie hacia delante. Si padece alta tensión
sanguínea o del corazón, deberá escoger la
posición sentada a la de en de pie cuando
realice flexiones hacia delante. Las posturas
supinas (o estiradas) abren la ingle, aumentan la flexibilidad en la columna y fortalecen
espalda, brazos y piernas.

En este capítulo y los siguientes un simple gráfico indica si cada postura es adecuada para:
PRINCIPIANTES (P | 1 2 3)
NIVEL INTERMEDIO (I | 1 2 3)
o NIVEL AVANZADO (A | 1 2 3)
y si es seguro realizarla en el primer, segundo o tercer trimestre de embarazo.
Sin embargo, éstas son sólo líneas generales. Usted deberá tener en cuenta su
propio nivel de salud y su experiencia en
el yoga, trabajar dentro de sus propios
límites y nunca obligar a su cuerpo a ir
más allá de lo que resulte cómodo.

Posturas supinas y sentadas

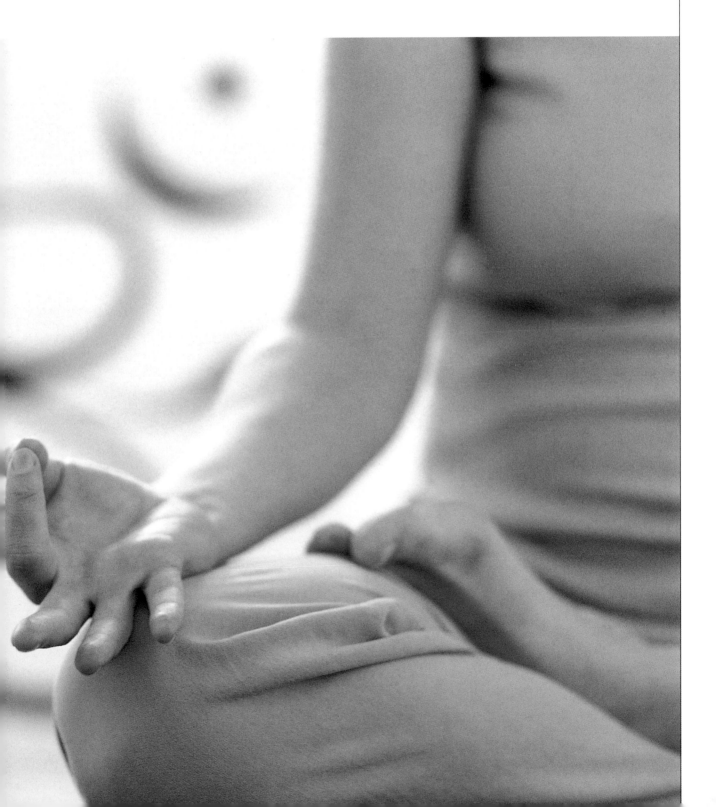

ESTIRAMIENTOS DE CUELLO

P 1 2 3

BENEFICIOS Libera la tensión en el cuello y de la parte superior de los hombros.

PRECAUCIONES Asegúrese de que sus hombros no tiran hacia arriba. Manténgalos bien desencogidos hacia abajo. Haga estos ejercicios de cuello tan lentamente como su respiración le permita.

MÉTODO Siéntese en el suelo en una postura que encuentre cómoda (v. págs. 41 y 43 para dos posturas clásicas). Realice una respiración ujjayi preparatoria inhalando y expirando (v. pág. 23). Continúe con la respiración ujjayi durante cada parte de este ejercicio.

A: Inhale y en la exhalación baje lentamente la barbilla hasta el pecho (1). Lo que dura bajar la barbilla tanto como sea posible debería ser igual a lo que dura la exhalación. En la inhalación suba lentamente la cabeza hasta su posición natural (2). En la siguiente exhalación eleve la barbilla hacia el techo y extienda los músculos de la garganta hacia arriba (3). Abra y cierre la boca bien abierta tres veces mientras la barbilla apunta hacia arriba. Lleve la cabeza de nuevo a su posición natural durante la inhalación. Repita el ejercicio completo tres veces.

B: Inhale y estire el brazo izquierdo separándolo del cuerpo en un ángulo de 45 grados. Mientras exhala, flexione el cuello, llevando la oreja derecha al hombro derecho, presionando ambos hombros hacia el suelo (1). Inhale y lleve la cabeza a su posición natural. Repita esto tres veces. Durante la tercera exhalación baje el brazo izquierdo hasta el cuerpo. Repita con el brazo derecho estirado, bajando la oreja izquierda (2).Estos ejercicios siguen el uno al otro. El primero libera la tensión de la parte de atrás del cuello y de la zona de la garganta, mientras que el segundo libera la tensión de los lados del cuello.

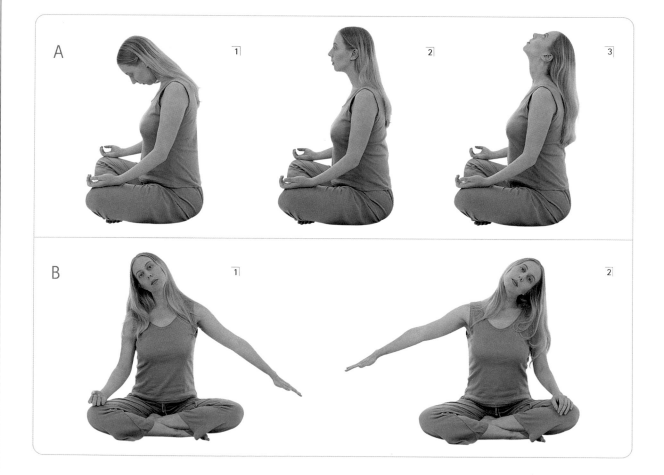

ROTACIÓN DE LOS HOMBROS

$\boxed{P \mid 1\ 2\ 3}$

BENEFICIOS Libera la tensión de los hombros.

MÉTODO Siéntese en una postura que le sea cómoda. Realice una respiración ujjayi preparatoria inhalando y exhalando (1). En la siguiente inhalación empuje los hombros lentamente hacia delante (2) y entonces elévelos hacia el techo (3). Mientras exhala, junte las paletillas detrás y entonces bájelas ha-

cia el suelo (4). Debería sentir como si estuviera realizando un lento gran círculo con los hombros. Repita el ejercicio completo tres veces.

Ahora realice el mismo ejercicio cuatro veces en la dirección contraria, de manera que las paletillas se lleven primero hacia atrás y luego hacia arriba en la inhalación. Haga rodar los hombros hacia delante y luego llévelos de nuevo hacia abajo en la exhalación.

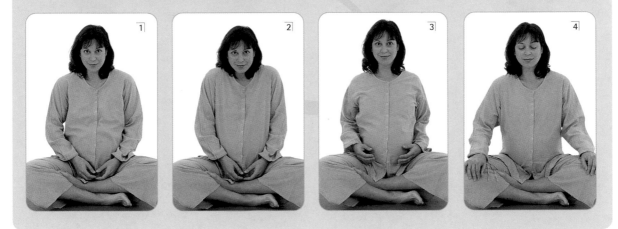

APANASANA

(Esta postura, que no tiene un nombre directo en inglés, se refiere a menudo como postura de alivio del viento.)

$\boxed{P \mid 1\ 2}$

BENEFICIOS Ayuda a eliminar todas las toxinas (apana) del cuerpo. Apanasana ayuda a eliminar el dióxido de carbono de los pulmones y ayuda a la digestión y eliminación, ya que masajea los órganos internos abdominales. Es una postura excelente para mujeres que padecen problemas menstruales, ya que alivia los calambres y ayuda al flujo de sangre. Sin embargo, es perfectamente segura para mujeres embarazadas, que deberían practicar la versión con piernas abiertas que se muestra aquí. Este ejercicio también alivia el dolor de espalda. Esta postura de yoga, fácil, pero importante, se usa como contrapostura para muchas posturas que implican las piernas y las caderas. Debería resultar muy cómoda de realizar.

MÉTODO Túmbese sobre su espalda y lleve las rodillas al pecho. Ponga la mano derecha encima de la rodilla derecha y la mano iz-

quierda sobre la rodilla izquierda. Mantenga las manos sobre las rodillas durante todo el ejercicio. Mientras inhala, alinee los codos y permita que las rodillas se separen de usted lentamente. Mientras exhala, lleve las rodillas lentamente hacia el pecho de nuevo. Repita esto de 10 a 20 veces. Asegúrese de que las nalgas permanecen en contacto con el suelo en todo momento. Como en todas las posturas de yoga, pratique la respiración ujjayi mientras realiza este ejercicio. Si padece dolor general en la zona lumbar empújela firmemente hacia el suelo mientras se abraza las rodillas hacia el pecho.

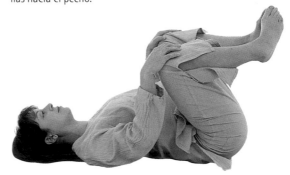

El Niño

Balasana

(P | 1 2 3)

BENEFICIOS Esta postura es sumamente sedante y se usa principalmente como postura de descanso entre posturas más difíciles.

MÉTODO Siéntese sobre las rodillas e inclínese hacia delante para apoyar la frente en el suelo. Permita que los brazos se relajen en el suelo al lado del cuerpo con las manos junto a los pies. Las paletillas deberían sentirse como si se separaran la una de la otra y la espalda se hiciera más amplia. Permita que los hombros caigan hacia el suelo. Relájese en la postura y respire suave y uniformemente.

VARIACIÓN Mientras se desarrolla su embarazo será necesario abrir las rodillas para permitir espacio para el creciente abdomen. Si no está cómoda en esta postura al ciento por ciento, cierre las manos para formar puños y colóquelos uno encima del otro y entonces haga descansar la frente encima de los puños.

La Rana

Mandukasana

(P | 1 2 3)

BENEFICIOS Estira las caderas y los músculos interiores de los muslos.

PRECAUCIONES Si el estiramiento en el interior de los muslos es demasiado intenso, entonces junte un poco más las rodillas. Si no siente el estiramiento, separe más las rodillas.

MÉTODO Siéntese sobre las rodillas y ábralas en una amplia postura que resulte cómoda (1). Deje que los dedos gordos de los pies se toquen debajo de las nalgas. Coloque las manos en el suelo entre las rodillas (2), inhale y eleve el esternón. Mientras exhala, haga caminar las manos hacia delante hasta que el pecho descanse en el suelo (3). Intente no separar las nalgas de los talones. Si es posible, coloque la frente en el suelo. Si se siente muy cómoda en esta postura, intente colocar la barbilla en el suelo para un estiramiento más intenso. Mantenga la postura tanto tiempo como resulte cómoda, mientras practica la respiración ujjayi.

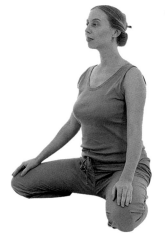

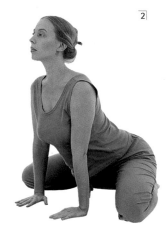

LA ELEVACIÓN PÉLVICA

Mula Bandha

(P | 1 2 3)

BENEFICIOS Éste es probablemente uno de los ejercicios más beneficiosos durante el embarazo. Fortalece el perineo y la base de la pelvis y le ayudará a controlar y relajar los músculos pélvicos durante el parto. También puede resultar de ayuda para la incontinencia y el desprendimiento del útero (cuando éste se hunde desde su posición normal). Puede practicar la elevación pélvica en cualquier sitio y momento, no sólo durante una sesión de yoga.

PRECAUCIÓN Si padece hemorroides practique esta postura a cuatro patas con las nalgas en el aire y la cabeza hacia abajo.

MÉTODO Siéntese en una posición cómoda. Inhale y lleve los músculos anales, rectales y pélvicos hacia arriba como si necesitara desesperadamente ir al lavabo, pero no lo pudiera encontrar. Mantenga arriba los músculos mientras exhala. Inhale, después afloje lentamente los músculos mientras exhala. Repita esto seis veces. Con la práctica, debería poder mantener la postura durante seis o siete respiraciones. Cuando se acostumbre a este ejercicio intente liberar los músculos en tres etapas. Primero afloje los músculos anales exteriores, después los rectales interiores y finalmente los músculos de la base de la pelvis.

LA POSTURA DEL ADEPTO

Sidhasana

(P | 1 2 3)

BENEFICIOS Este ejercicio produce flexibilidad en las articulaciones de las caderas y en los hombros.

MÉTODO Siéntese en una posición erguida y coloque el talón izquierdo hacia el perineo. Doble la rodilla derecha y coloque el pie derecho delante del izquierdo (1). Inhale. Mientras exhala, haga caminar las manos lejos de usted, llevando el pecho y la cabeza hacia el suelo (2). Intente mantener el contacto entre la nalga izquierda y el suelo. Pruebe a enderezar los codos ya que esto estirará más los hombros (3). Mantenga la columna recta. Debería sentir un estiramiento en la articulación de la cadera derecha. Mantenga la posición tanto tiempo como resulte cómoda y entonces haga caminar las manos hacia usted en una inhalación, de manera que se quede en una posición sentada. Cambie las piernas de manera que el pie izquierdo esté ahora delante del derecho y realice el ejercicio de nuevo. Esto hará trabajar la cadera izquierda

CONTRAPOSTURA Estire las piernas delante de usted y mueva los pies lentamente de un lado a otro. Esto debería liberar cualquier tensión que pudiera haberse acumulado en la zona de la cadera.

La postura del Zapatero
La Mariposa

Baddha Kanasana

(P | 1 2 3)

BENEFICIOS Estira las caderas, la pelvis y los músculos interiores de los muslos.

MÉTODO Siéntese en una posición erguida con las plantas de los pies tocándose y los talones tan cerca del perineo como sea posible (1). Eleve el esternón para enderezar la columna vertebral y deje caer los hombros. Haga movimientos suaves de mariposa con las rodillas, intentando que lleguen tan cerca del suelo como sea posible (2). Para un estiramiento más intenso en las caderas, extienda el torso y la cabeza hacia delante sin doblar la columna vertebral (3). Ésta es una posición excelente en la que practicar la elevación pélvica.

VARIACIÓN

(P | 1 2)

PRECAUCIÓN No haga esto después de 30 semanas. Siéntese contra una pared con la cadera derecha tocándola, apóyese en el codo izquierdo y gire la espalda de manera que su cuerpo esté en ángulo recto con la pared y las piernas estén contra ella. Descanse con la cabeza en el suelo (o encima de un cojín) y doble las rodillas, llevando los talones cerca del perineo, con las plantas de los pies tocándose. Intente presionar las rodillas contra la pared.

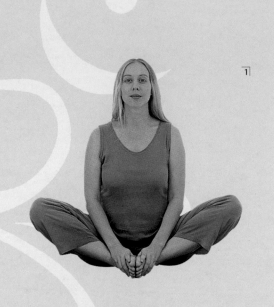

1

2

3

El Loto

Padmasana

(A | 1 2 3)

BENEFICIOS Aporta flexibilidad a las caderas y la zona pélvica y desarrolla una columna vertebral recta. Esta clásica postura de yoga se usa frecuentemente en la meditación.

PRECAUCIÓN Las rodillas. No realice la postura del Loto (Padmasana) hasta que le resulte totalmente cómoda la postura de Sidhasana (v. pág. 41).

MÉTODO Siéntese en la colchoneta con las piernas estiradas delante de usted. Coja su pie derecho con ambas manos y llévelo hacia la nariz. No baje la nariz hacia los dedos de los pies. Una vez que el pie esté elevado, colóquelo tan arriba del muslo como sea posible (1). De hecho, intente colocar el pie en el interior del hueso de la cadera, ya que esto evitará empujar el músculo del muslo hacia el hueso. No todo el mundo puede hacer esto, pero si puede le parecerá una postura más cómoda. Suavemente empuje la ro-

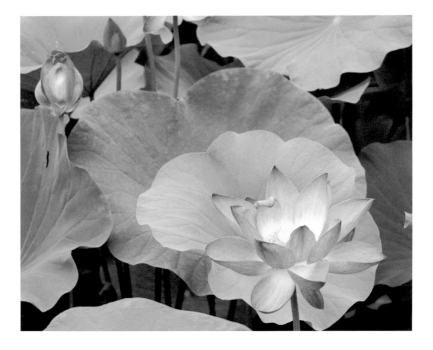

dilla derecha tan cerca del suelo como sea posible con la mano.

Ahora agarre el pie izquierdo con ambas manos y pliéguelo encima de su muslo derecho (2). Mantenga la postura tanto tiempo como resulte cómoda. Si no puede colocar el pie izquierdo encima del muslo, deje simplemente que descanse en el suelo delante de la rodilla derecha (3). (Esta postura es conocida como Medio Loto.)

Si está muy cómoda en la postura de Loto, cierre los ojos y practique la respiración profunda. Esta es una buena posición en la que practicar la Elevación Pélvica.

Para deshacer la postura, estire las piernas delante de usted y sacúdalas.

Repita el ejercicio, esta vez elevando el pie izquierdo hasta el muslo derecho primero y a continuación coloque el pie derecho encima del muslo izquierdo.

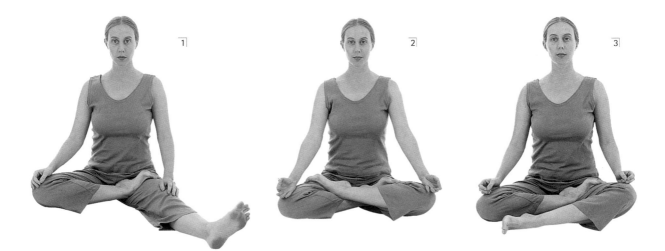

1 2 3

El Bebé

P | 1 2

BENEFICIOS Estira y abre las caderas y la zona pélvica.

PRECAUCIONES No debería realizarse después de 30 semanas de embarazo.

MÉTODO Túmbese sobre su espalda y lleve las rodillas al pecho (1). Manteniendo las rodillas dobladas, levante los pies hacia el techo de manera que las espinillas estén perpendiculares al suelo (2). Agarre los bordes exteriores de los pies con las manos y baje sus rodillas hacia las axilas (3). Presione la rabadilla hacia el suelo. Mantenga la posición mientras resulte cómoda y luego coloque los pies de nuevo en el suelo con las rodillas flexionadas.

CONTRAPOSTURA Manteniendo las piernas flexionadas, inhale, y mientras exhala deje caer ambas rodillas sobre el lado derecho de manera que toquen el suelo. No levante los pies. Inhale y lleve las rodillas a la posición inicial. Mientras exhala, lleve las rodillas al suelo a la izquierda. Inhale y eleve las rodillas de nuevo en el centro. Repita esto cinco veces a cada lado. El hecho de dejar caer las rodillas de un lado a otro debería liberar cualquier tensión que pudiera haberse acumulado en la zona de las caderas durante la postura principal.

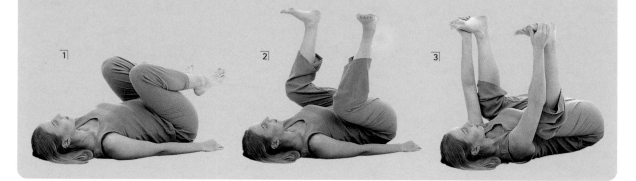

Basculación Pélvica

P | 1 2

BENEFICIOS Esta sutil postura es excelente para liberar la tensión de la zona lumbar.

MÉTODO Túmbese estirada en la colchoneta y doble las rodillas de manera que los talones estén cerca de las nalgas. Mantenga los pies separados a lo ancho de sus caderas y paralelos. Inhale y empuje suavemente la zona lumbar hacia el suelo (1). La pelvis debería elevarse sólo un poco del suelo. Mientras exhala, balancéese lentamente sobre la rabadilla, elevando el ombligo hacia el techo. Debería haber ahora un pequeño espacio entre la zona lumbar y el suelo (2). Este es un ejercicio dinámico; por tanto, realícelo 10 veces más, moviéndose lentamente al ritmo de su respiración. No debería experimentar ninguna molestia. Aunque es un movimiento pequeño, libera la tensión en la zona lumbar y puede ayudar a aliviar el dolor de espalda. *(Nota:* En esta postura, los brazos normalmente permanecen al lado del cuerpo. Para mostrar el movimiento, la modelo ha movido los brazos al lado.)

CONTRAPOSTURA Apanasana (v. pág. 39).

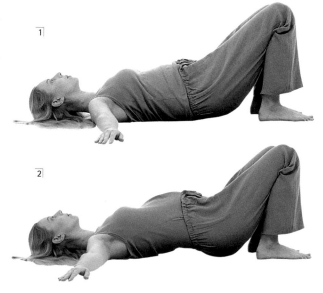

El Héroe

Virasana

(I | 1 2)

BENEFICIOS Abre la zona de los pulmones y el corazón, y estira los muslos y los ligamentos de las rodillas.

PRECAUCIONES No es aconsejable si padece problemas de rodilla o experimenta piernas hinchadas. Si padece de tensión alta, no levante las manos por encima de la cabeza, en lugar de eso, colóquelas en la posición de rezo con los pulgares tocando el esternón. Asegúrese de que no arrastra los hombros hacia arriba detrás de las orejas durante Virasana.

MÉTODO Siéntese sobre los talones con los pies un poco separados y las rodillas muy juntas. Baje las nalgas al espacio entre los pies (1). Puede resultar necesario colocar un cojín o un bloque de espuma debajo de las nalgas puesto que éste es un estiramiento intenso en la zona de los muslos (v. abajo). Inhale y levante los brazos por

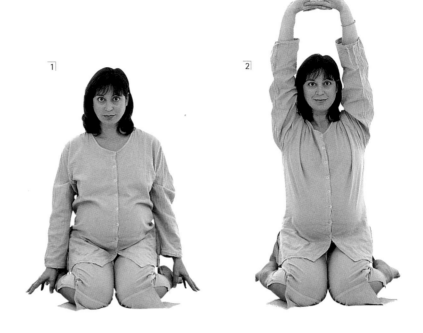

encima de la cabeza. Entrelace los dedos y, mientras exhala, gire las palmas hacia arriba en dirección al techo. Deje caer los hombros para liberar cualquier tensión en ellos. Asegúrese de que los codos estén

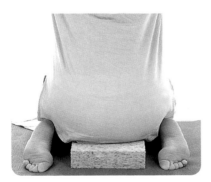

rectos. Practique la respiración ujjayi y mantenga la postura tanto tiempo como resulte cómoda. Cuando haya tenido bastante, baje los brazos lentamente a los lados hacia el suelo en una exhalación y estire las piernas.

CONTRAPOSTURA Estire las piernas y sacúdalas vigorosamente.

VARIACIÓN

Postura del Héroe Reclinado

Supta Virasana

(A | 1 2)

PRECAUCIONES Con las rodillas, la tensión sanguínea alta y la zona lumbar.

MÉTODO Siéntese como en la postura del Héroe. Coloque las manos en el suelo al lado de los pies y baje hacia atrás lentamente hasta colocarse encima de los codos, arqueando la espalda y llevando la zona cervical y la parte de atrás de la cabeza a hacer contacto con el suelo. Mientras se arquea hacia atrás podría ser necesario acercar los codos a los pies. Libere su peso de los codos y suba las manos por encima de la cabeza en posición de oración. Esta es una postura fuerte que requiere experiencia. Cuando la practique por primera vez, sería sensato colocar un cojín o una manta doblada debajo de la columna vertebral.

Estiramiento y equilibrios de Gato

Bidalasana

P 1 2 3

BENEFICIOS Acentúa la flexibilidad de la columna vertebral. Las variaciones también aumentarán su equilibrio, mejorarán la concentración y son bastante calmantes. El estiramiento extendido de Gato estira los hombros.

MÉTODO Arrodíllese a cuatro patas. Coloque las manos directamente debajo de los hombros con los dedos abiertos y los dedos corazón paralelos entre sí. Coloque las rodillas directamente debajo de las caderas, separadas a la distancia de las caderas (1). Realice una respiración ujjayi preparatoria (inhalación y exhalación). En la siguiente inhalación eleve lentamente la rabadilla, deje caer el ombligo hacia el suelo y eleve el pecho y la cabeza, ahuecando la espalda (2). Debería sentirse como si intentara tocar la punta de la espina dorsal con la parte de atrás de la cabeza. El movimiento, lento, debería durar lo que dura la inhalación. Mientras exhala, deje caer lentamente la rabadilla y arquee la espalda hacia arriba

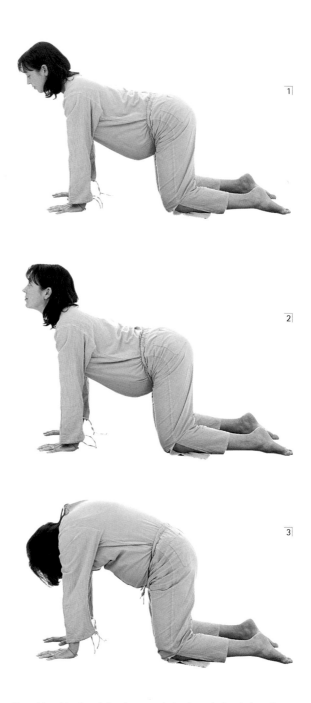

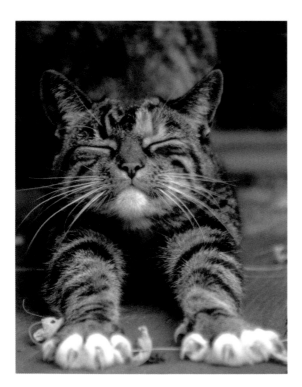

en dirección al techo, dejando caer el vientre y bajando la cabeza como si estuviera intentando ver su ombligo. Empuje firmemente hacia abajo sobre las manos y las rodillas (3). Este movimiento debería durar el mismo tiempo que la exhalación. Repita el ejercicio siete veces, asegurándose de que el movimiento de la espalda sea suave, no espasmódico.

CONTRAPOSTURA Posición del Niño (v. pág. 40).

VARIACIÓN 1

EQUILIBRIOS DE GATO

(I | 1 2 3)

MÉTODO Como en el estiramiento del Gato, comience a cuatro patas con las manos y las rodillas en la misma posición (1). Levante la pierna izquierda y estírela haciendo fuerza con el talón. Baje los dedos del pie indicando hacia el suelo, empuje con el talón lejos de usted y deje caer la cadera izquierda hacia el suelo. Cuando esté estable, levante el brazo derecho (2). Asegúrese de que sigue respirando y de que no está reteniendo la respiración. Mantenga la postura tanto tiempo como resulte cómoda.

Coloque la mano y la rodilla en su posición inicial y realice una respiración de recuperación. Repita con la pierna derecha y el brazo izquierdo

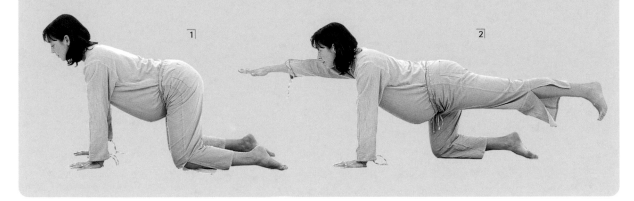

VARIACIÓN 2

ESTIRAMIENTO AMPLIADO DE GATO

(P | 1 2 3)

MÉTODO Comience con la posición de estiramiento del Gato clásico (1). Manteniendo los muslos perpendiculares al suelo, en una exhalación haga caminar las manos lentamente hacia delante, bajando el pecho al suelo. Si endereza los codos, los hombros deberían sentir un intenso estiramiento. Cuando haya mantenido la posición durante un tiempo suficiente, inhale y haga caminar las manos hacia atrás en dirección a las rodillas.

CONTRAPOSTURA Postura del Niño (v. pág. 40).

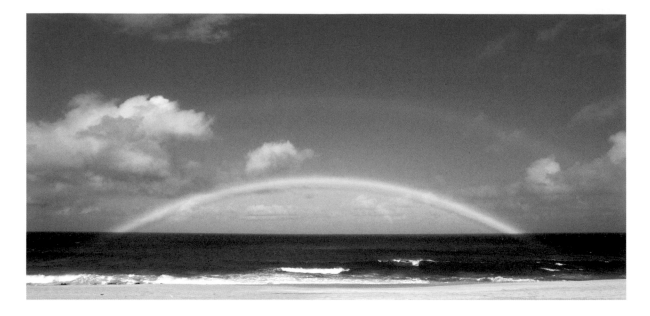

El Puente

Setu Bandhasana

(P │ 1 │ 2)

BENEFICIOS Fortalece y flexibiliza la columna vertebral.
La variación 1 también estira las caderas.

PRECAUCIONES Es esencial mantener los músculos de las
nalgas y los muslos firmemente apretados durante todo el
ejercicio para proteger los músculos de la zona lumbar
mientras la columna se arquea.

MÉTODO Túmbese estirada en el suelo con las piernas flexionadas y lleve los talones tan cerca de las nalgas como
sea posible. Deje los brazos a lo largo del cuerpo con las
manos, palmas hacia abajo, al lado de las nalgas. Mantenga los pies separados a la misma distancia que las caderas
y paralelos entre sí (1). Asegúrese de que la barbilla no señale hacia arriba en dirección al techo, ya que esto com-
prime las vértebras en la parte posterior del cuello. Apriete
los músculos de las nalgas y vea lo que pasa. La pelvis se
eleva del suelo y la zona lumbar empuja hacia abajo. Afloje los músculos de las nalgas. Realice una respiración preparatoria inhalando y exhalando. Inhale, apriete las nalgas, elevando la pelvis y subiendo lentamente las caderas
hacia el techo, elevando gradualmente la columna verte-

bral del suelo, de vértebra en vértebra cada vez, hasta que las caderas
alcancen su cenit (2). Comience a exhalar y a bajar lentamente la columna vertebral de nuevo hacia el suelo. Repita el ejercicio completo
seis veces. Mientras se mueve, debería tener la sensación de que una
ola pasa a través de su columna vertebral.

CONTRAPOSTURA Apanasana (v. pág. 39).

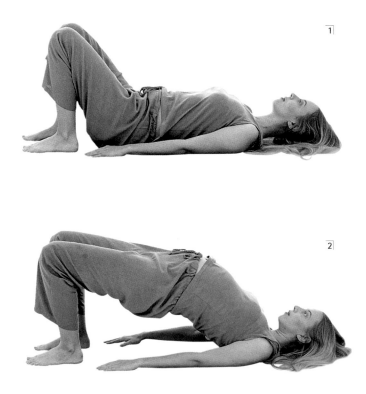

VARIACIÓN 1

(I | 1 | 2)

BENEFICIOS Como en la postura principal.

La posición inicial para esta variación es la misma que para la postura principal. Esta vez coloque el tobillo derecho encima de la rodilla izquierda, girando la rodilla derecha hacia fuera y empujándola hacia abajo en dirección al suelo. Manteniendo ambas manos en el suelo al lado, inhale y levante lentamente las caderas hacia el techo, después bájelas lentamente mientras exhala. Continúe empujando la rodilla derecha hacia el suelo mientras eleva y baja las caderas. Realice este ejercicio tres veces más y después cambie de pierna, colocando el tobillo izquierdo encima de la rodilla derecha. Repita el ejercicio cuatro veces con el otro lado. Este es un excelente estiramiento de cadera. Recuerde mantener las nalgas apretadas.

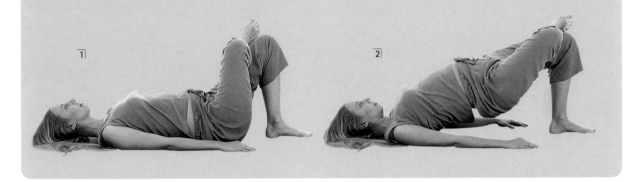

VARIACIÓN 2

(I | 1 | 2)

BENEFICIOS Como en la postura principal.

La posición inicial es la misma que para la postura principal. Inhale, apriete las nalgas y eleve las caderas hacia el techo. Cuando las caderas hayan alcanzado la altura máxima, manténgalas ahí y flexione los codos, colocando las manos bajo las caderas con los dedos señalando hacia fuera (1). Asegúrese de que no está reteniendo la respiración. Con cuidado haga caminar los pies lejos de usted (2) hasta que pueda enderezarlos completamente (3). Mantenga la postura tanto tiempo como resulte cómoda. Para salir de ella, haga caminar los pies de nuevo a su posición original y flexione las rodillas, después aparte las manos y, durante una exhalación, baje lentamente las caderas hasta el suelo. Lleve las rodillas al pecho y abrácelas. Este ejercicio afloja la tensión en la zona lumbar.

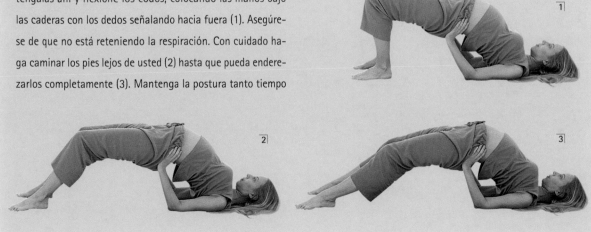

La Vara

(Esta postura también se llama el Bastón.)

Dandasana

P 1 2 3

BENEFICIOS Fortalece las piernas y la columna vertebral, y aumenta la energía.

MÉTODO Siéntese en la colchoneta con las piernas estiradas delante de usted. Apunte hacia arriba con los dedos de

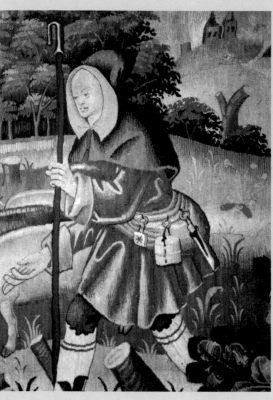

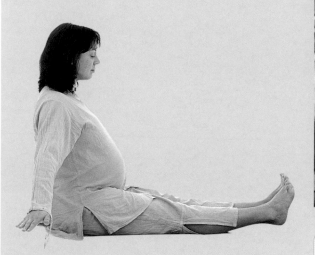

los pies, empuje las rodillas hacia abajo y estírese hasta los talones tan firmemente que salten del suelo hacia arriba. Estire los brazos lejos de usted en un ángulo de 45 grados y estírelos firmemente hasta las yemas de los dedos (1). Eleve el esternón y relaje los hombros. Mantenga la posición y practique la respiración ujjayi. Debería sentir un movimiento de energía en dos direcciones desde las caderas hasta los talones y hacia arriba hasta la coronilla de la cabeza. Tenga cuidado con este ejercicio. Parece inocuo, pero puede parecerle tan agotador que casi deje de respirar.

CONTRAPOSTURA Relájese deshaciendo la postura y agite las piernas.

VARIACIÓN

I 1 2 3

La posición inicial es la misma que para la postura principal. Inhale y levante el pie derecho tanto como sea posible. Asegúrese de que mantiene el pie flexionado, manténgalo arriba mientras exhala e inhala, después bájelo al suelo en la siguiente exhalación. Realice el ejercicio cuatro veces con cada pie. Una vez más, tenga cuidado, pues este es un ejercicio agotador.

POSTURA DE CABEZA EN LAS RODILLAS

(También recibe el nombre de Flexión sobre una pierna hacia delante.)

Janu Sirsasana

(I | 1 | 2)

PRECAUCIONES No doble la columna vertebral; manténgala larga y derecha, doblándose desde las caderas. Estírese sólo tanto como resulte cómodo.

BENEFICIOS Estira los tendones de la corva, la columna vertebral y las caderas. Ayuda a la digestión y alivia los problemas urinarios. Es una postura bastante sosegadora.

MÉTODO Siéntese en la colchoneta con las piernas estiradas delante de usted. Flexione la rodilla izquierda, llevando el talón izquierdo al perineo (ingle). Intente llevar la rodilla izquierda tan cerca del suelo como sea posible. Empuje la rodilla derecha hacia el suelo, señale hacia arriba con los dedos del pie y empuje el talón derecho (1). Coloque las yemas de los dedos en las articulaciones de las caderas y balancéese suavemente hacia delante y hacia atrás. La articulación de la cadera es como la bisagra en una puerta y debería funcionar del mismo modo (abriéndose y cerrándose). Mientras se balancea hacia delante, debería mantener la columna erguida. Para realizar la postura completa, inhale y levante los brazos lenta y lateralmente por encima de la cabeza (2). En la exhalación, estírese hacia delante desde las caderas para alcanzar el pie estirado, manteniendo la columna vertebral en línea recta (3). Si no puede alcanzar el pie sin doblar la columna vertebral, utilice una correa para ayudarse (v. abajo). Mantenga la postura tanto como resulte cómoda, manteniendo un ritmo de respiración regular y profundo. Cuando sienta que ha tenido bastante, levante los brazos hacia delante por encima de la cabeza en una inhalación y bájelos lentamente a cada lado en la exhalación. Ahora cambie y haga lo mismo con la pierna izquierda estirada delante de usted. Recuerde trabajar ambos lados del cuerpo por igual y durante el mismo período de tiempo.

CONTRAPOSTURA Postura del Niño (v. pág. 40) o Apanasana (v. pág. 39).

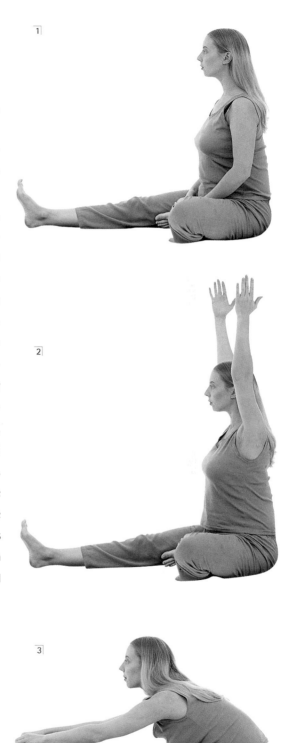

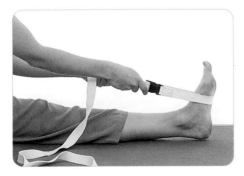

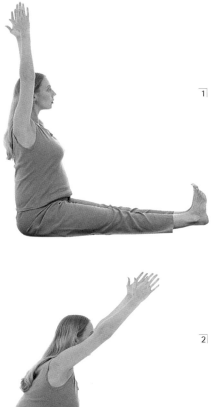

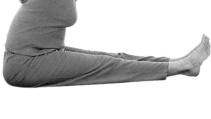

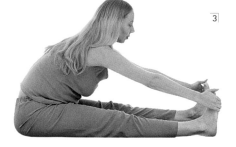

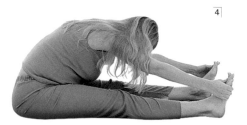

La Pinza

Paschimottasana

(I | 1 2 3)

BENEFICIOS Estira la columna vertebral, los tendones de la corva, el tendón de Aquiles y las caderas. Masajea hígado, páncreas y riñones y ayuda al movimiento peristáltico. Tiene un efecto excepcionalmente calmante en la mente.

PRECAUCIONES Mantenga la columna vertebral derecha. A medida que el abdomen se extienda, será necesario abrir las piernas un poco.

MÉTODO Siéntese con las piernas juntas y estiradas delante de usted. Empuje ambas rodillas hacia abajo en dirección al suelo y estire los talones. Señale hacia arriba con los dedos del pie. Eleve el esternón para alargar la columna vertebral y relaje los hombros. Coloque la yema de los dedos en las articulaciones de las caderas y balancéese suavemente adelante y atrás. Inhale y levante los brazos lateralmente, por encima de la cabeza con las palmas mirando hacia arriba (1). En la exhalación estírese hacia delante desde las caderas hasta alcanzar los pies (2). Mantenga la columna en línea recta. Si no puede alcanzar los pies utilice una correa. Mantenga esta posición (3) tanto tiempo como resulte cómoda, respirando profundamente. Ahora relájese en la posición. Permita que las rodillas se doblen un poco y permita que los pies se ablanden. Deje caer la cabeza hacia las rodillas y que la columna se relaje (4). Cierre los ojos y respire profundamente. Cuando sienta que el cuerpo ha tenido bastante, inhale y estire los brazos hacia delante y súbalos por encima de la cabeza. En la exhalación estírelos hacia abajo en dirección al suelo.

CONTRAPOSTURA Postura del Niño (v. pág. 40) o Apanasana (v. pág. 39).

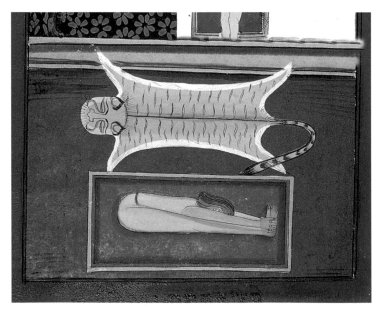

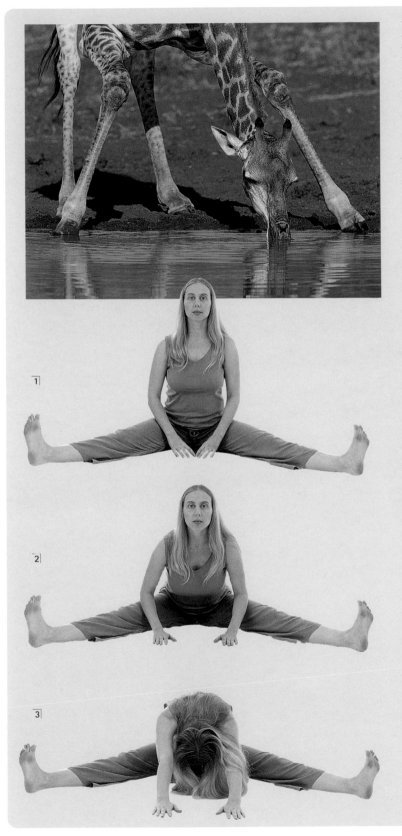

FLEXIÓN HACIA DELANTE CON LAS PIERNAS ABIERTAS

Upavistha Kanasana

(1 | 2 3)

BENEFICIOS Estire los músculos del interior del muslo y la columna vertebral y abra las caderas y la zona pélvica.

PRECAUCIONES Mantenga la columna recta. No deje caer la cabeza por debajo del nivel de su corazón, si tiene la tensión alta.

MÉTODO Siéntese en la colchoneta con las piernas abiertas lo máximo posible siempre que resulte cómodo. Estire los talones y señale hacia arriba con los dedos de los pies (1). Coloque las manos en el suelo delante dc usted. Manteniendo la columna recta, balancéese suavemente hacia atrás y hacia delante para obtener la sensación de la postura (2). Exhale y haga avanzar las manos hacia delante lejos de usted, llevando el pecho tan cerca del suelo como sea posible (3). Mantenga la postura durante un tiempo, respirando profunda y uniformemente. Cierre los ojos e intente relajarse en la posición. En una inhalación, haga caminar las manos de nuevo esta vez hacia usted, levantando la cabeza y la columna y volviendo a la posición natural sentada. Junte las piernas y sacúdalas.

CONTRAPOSTURA *Apanasana* (véase pág. 39).

EMBESTIDAS Y ESTIRAMIENTOS DE PIERNA MOVIÉNDOSE HACIA LA POSTURA DEL DIOS MONO (BALANCÍN)

Hanumanasana

Tres versiones de esta postura se dan a continuación para principiantes, practicantes medios y practicantes avanzados. Las precauciones generales son aplicables a las tres versiones y se indican también precauciones específicas.

BENEFICIOS Estas posturas estiran los cuadríceps (músculo delantero del muslo), los tendones de la corva y las caderas.

PRECAUCIONES Es esencial que el tobillo esté directamente bajo la rodilla durante este ejercicio. Si la posición del pie no es correcta, podría dañar la rodilla. Cuando realice los balancines, puede considerar necesario colocar un cojín o manta bajo las rodillas como protección.

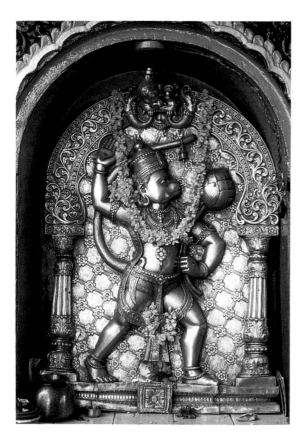

EMBESTIDAS

P | 1 2 3

MÉTODO Siéntese sobre las rodillas y levante las nalgas de manera que esté en una posición arrodillada y recta (1). Dé un gran paso hacia delante con el pie derecho. Inhale y mientras exhala embista hundiéndose hacia la cadera izquierda. Deje caer la ingle tan cerca del suelo como sea posible, asegurándose de que la rodilla derecha esté directamente sobre el tobillo (2). Mantenga la posición durante seis respiraciones ujjayi.

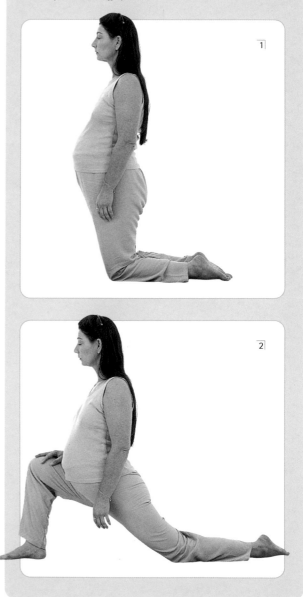

ESTIRAMIENTO DE PIERNA

(I | 1 2 3)

PRECAUCIONES No flexione demasiado la rodilla.

MÉTODO Continuando desde la posición anterior, levante el pie izquierdo del suelo y, agarrándolo con la mano izquierda, lleve el pie hacia las nalgas (1). Aumente la embestida en su cadera izquierda. Si es
necesario, coloque la mano derecha en el suelo para guardar el equilibrio. Cuando los músculos del muslo se han estirado lo suficiente, suelte su pie izquierdo y colóquelo en el suelo. Realice una respiración para
recuperarse inhalando y exhalando. Inhale y a medida que vaya exhalando, mézase hacia atrás enderezando la pierna derecha, señalando
con los dedos del pie hacia arriba y deslizando el talón derecho hacia
delante por el suelo. Equilíbrese con las manos e inhale. Mientras exhala, mueva las nalgas ligeramente hacia atrás y estire la cabeza y el
torso sobre su pierna derecha. Hágalo suavemente, ya que este es un
gran estiramiento. No doble la rodilla derecha (2). Mantenga la posición tanto tiempo como resulte cómoda, entonces levante la cabeza y
el torso de nuevo hacia una posición recta durante una exhalación.

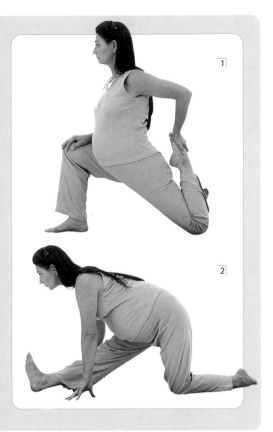

BALANCÍN (HANUMANASANA)

(A | 1 2 3)

PRECAUCIONES No realice esta postura a menos que los tendones de la corva sean flexibles y ágiles. Abrace sólo tanto como pueda y asegúrese de haber completado el calentamiento.

MÉTODO Manteniendo la pierna derecha estirada delante de usted, relájese y realice una respiración para recuperarse. Durante
una exhalación deslice lentamente la pierna derecha hacia delante tan lejos como pueda llegar sin resultar incómoda, enderezando simultáneamente la pierna de atrás. Apóyese en ambas
manos mientras realiza el balancín. No mantenga esta posición
durante demasiado tiempo puesto que es demasiado ar-
dua. Para deshacer la postura, inhale y lleve
la pierna derecha de nuevo de manera
que esté en una posición de rodillas.
Relájese. Ahora estire la pierna izquierda

delante de usted y repita la secuencia entera. Esta postura final
de la secuencia recibe el nombre de Hanumanasana.

CONTRAPOSTURA Siéntese en el suelo con las piernas estira-
das delante de usted y sacúdalas lentamente de un lado a otro.
Esto aflojará cualquier tensión que pueda haberse acumulado.
Descanse en la postura del Niño si es necesario.

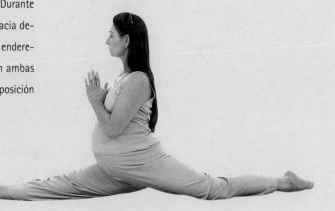

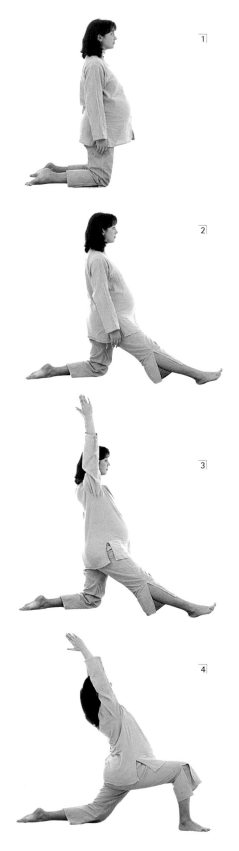

Postura de la Medialuna

Chandrasana

(I | 1 2 3)

BENEFICIOS Esta estimulante postura abre las caderas y provoca flexibilidad de la columna vertebral. También abre el pecho y la zona del corazón y estimula los riñones y las glándulas suprarrenales.

PRECAUCIONES No deje caer la cabeza hacia atrás si padece problemas de cuello. Si tiene la tensión alta, no lleve las manos sobre la cabeza. Más bien colóquelas en la posición de oración delante del esternón. El tobillo debería estar directamente debajo de la rodilla durante esta postura. Podría ser necesario arrodillarse encima de una manta para proteger las rodillas. Tenga cuidado de no estirarse demasiado en esta postura.

MÉTODO Siéntese sobre las rodillas y eleve las nalgas de manera que esté en una posición completamente de rodillas (1). Inhale y mientras exhala estire la pierna derecha en línea recta delante de usted (2). En su próxima inhalación lleve los brazos hacia delante y lejos de usted, elevándolos por encima de la cabeza (3). Si padece tensión alta, más bien coloque las manos en la posición de oración encima del esternón (izquierda). Mientras exhala, doble la rodilla derecha de manera que esté en una posición de embestida, hundiendo la cadera izquierda. Intente endere-

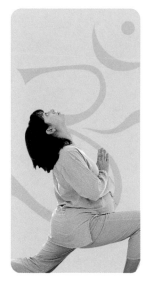

zar los codos, pero mantenga los hombros sin tensión. Asegúrese de que el tobillo derecho esté directamente bajo la rodilla. Si no tiene problemas de cuello, deje caer suavemente la cabeza hacia atrás para mirar a las manos. Si tiene una espalda flexible entonces inclínese hacia atrás (4). Mantenga la postura tanto tiempo como resulte cómoda. Para deshacerla, inhale y mire hacia delante mientras se mece hacia atrás suavemente sobre la pierna izquierda, enderezando la pierna derecha. Mientras exhala, baje los brazos lateralmente. Mantenga los brazos firmes y no doble los codos. Lleve la pierna derecha hacia atrás debajo del cuerpo en una posición de rodillas. Relá-

jese durante un momento en la postura del Niño antes de repetir la postura con la pierna izquierda estirada. Esta es una postura verdaderamente elegante. Sin embargo, es bastante dura.

CONTRAPOSTURA La postura del Niño (v. pág. 40) o Apanasana (v. pág. 39).

El Pez

Matsyasana

(I | 2)

BENEFICIOS Abre y dilata la garganta y el pecho y fortalece la zona cervical y la columna vertebral. Aumenta el flujo de sangre a la cabeza, estimulando las glándulas pituitaria, pineal y suprarrenales. Puesto que la postura estimula la respiración profunda, es beneficiosa para los asmáticos. También alivia el estreñimiento y las hemorroides.

PRECAUCIONES Esta postura puede resultar incómoda si padece problemas de cuello y rodillas. Si no disfruta con ella, entonces abandónela.

MÉTODO El Pez se realiza tradicionalmente en la posición de Loto (v. página 43), pero se proporciona una variación para aquellos que aún no dominen esta postura. Comience sentándose en la posición de Loto (1) e inclínese hacia atrás haciendo descansar el peso sobre los codos (2). Eleve el esternón (pecho)

hacia el techo y deje caer suavemente la cabeza hacia atrás. A medida que la cabeza se acerque al suelo lleve los codos hacia las nalgas (3). Cuando la coronilla de la cabeza esté descansando sobre el suelo, suelte el peso desde los codos y agárrese de los dedos gordos de los pies con las manos (4). Para deshacer la postura, lleve el peso de nuevo a los codos y coloque las manos en el suelo. Enderece los brazos, elevándose hasta sentarse. Esta postura no es ni de lejos tan compleja ni tan difícil como parece. Si la practica en una piscina flotará ligeramente en la superficie del agua.

CONTRAPOSTURA Apanasana (v. página 39).

1

2

3

4

VARIACIÓN

(I | 2)

PRECAUCIONES No emprenda esta postura si padece problemas de rodilla.

MÉTODO Comience sentándose de rodillas. Inclínese hacia atrás y coloque los codos en el suelo. Deje caer suavemente la cabeza y deslice los codos hacia las nalgas. Cuando la co-

ronilla de la cabeza toque el suelo, coloque las manos en el pecho en la posición de oración. Manteniendo las manos juntas, lleve los brazos por encima de la cabeza al suelo detrás de usted. Si el estiramiento de los

cuadríceps (músculos de los muslos) es demasiado intenso, abra las rodillas ligeramente.

CONTRAPOSTURA Apanasana (v. página 39).

LAS posturas en pie refrescan el cuerpo y la mente alejando la tensión y el estrés físico. Enseñan los principios del movimiento correcto y desarrollan la fuerza, estabilidad y equilibrio en el cuerpo, todos los cuales son esenciales para nuestra vida diaria, independientemente de si estamos caminando, sentados o en pie. Las posturas en pie también benefician a la espalda, el cuello, los hombros, la columna vertebral y las piernas. Cuando se trabajan estas posturas, la circulación y la respiración mejoran, se alivian los dolores y se estimula la digestión.

Es importante trabajar en una superficie plana y asegurarse muy bien de que no puede resbalar o caerse. Es normal dar un salto en muchas posturas que se hacen en pie, pero esto no es aconsejable durante el embarazo, y debería más bien caminar o dar un paso hacia ellas. Si padece tensión alta o del corazón, recuerde no elevar las manos por encima de la cabeza o bajar la cabeza por debajo del nivel del corazón.

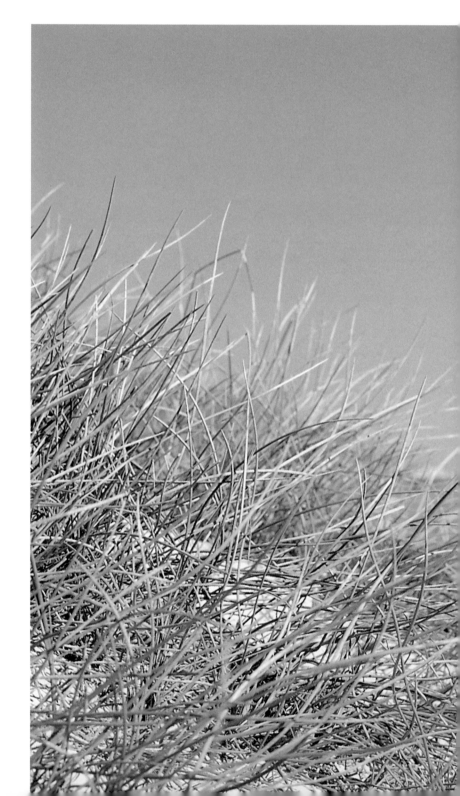

POSTURAS EN PIE

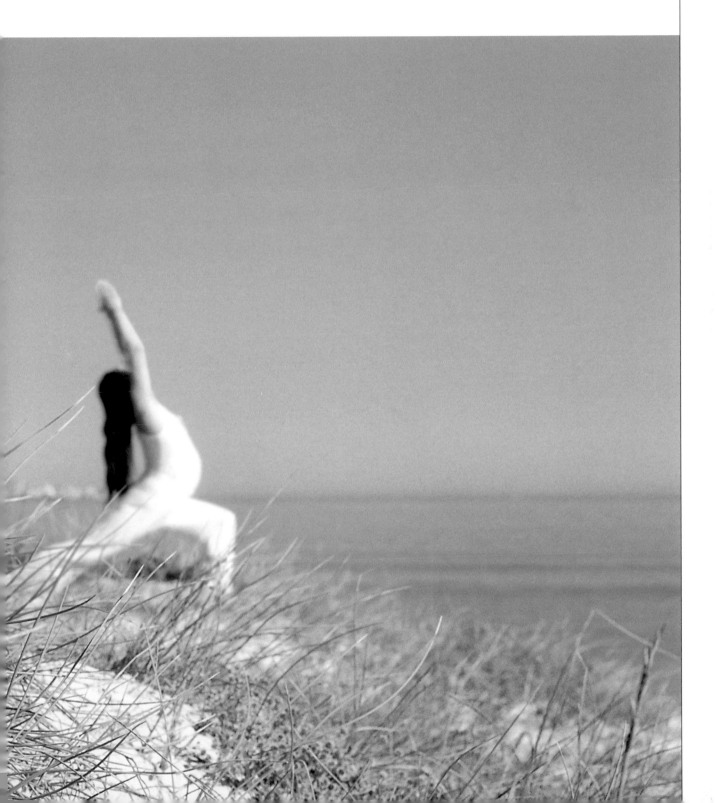

Postura erguida en pie

Samasthiti

Esta postura no tiene un nombre en inglés. Los términos del sánscrito significan «ser uno contigo mismo»; es decir, crear armonía entre el cuerpo y el intelecto, las emociones y la respiración.

P 1 2 3

BENEFICIOS Esta postura es tranquilizadora y pone los pies en tierra. Se usa como postura de descanso después de practicar posturas en pie agotadoras.

MÉTODO Permanezca en pie con los pies separados a la misma distancia que las caderas y paralelos entre sí. Asegúrese de que el peso está distribuido por igual sobre ambos pies. Cierre los ojos y manténgalos cerrados durante toda esta postura. Relaje las rodillas (no las flexione, asegúrese solamente de que las rótulas no sean arrastradas hacia atrás ni estén agarrotadas). Compruebe que no esté apretando los dientes y que la lengua esté apoyada suavemente en la base de la boca, no adherida al paladar. Relaje los hombros. Sienta el espacio entre los lóbulos de las orejas y los hombros, como si los hombros estuvieran cayendo suavemente separándose de las orejas. En su imaginación, siga esa suavidad bajando por los brazos, por las manos, tras las muñecas y hacia las yemas de los dedos. Sienta esa suavidad bajando por la columna. Relaje primero los músculos del estómago y luego los de las nalgas. Siga con suavidad bajando por las piernas, tras las rodillas y por los pies. Imagine que éstos son raíces que crecen dentro de la tierra. Sienta cualquier malestar o aflicción del día alejándose del cerebro, viajando por la columna y las piernas y fuera de las plantas de los pies dentro de la tierra. Cuanto más tiempo permanezca en esta postura, más sosegadora será. Esta es una postura excelente con la que empezar la sesión de yoga. La respiración debería permanecer serena y estable hasta el final.

La Montaña

Tadasana

P 1 2 3

BENEFICIOS Esta es una postura rejuvenecedora y revitalizante. También mejora el equilibrio y la estabilidad.

MÉTODO Permanezca en pie con los pies firmemente juntos y los dedos gordos de los pies, los huesos de los juanetes, los talones y los tobillos, todos tocándose entre sí. Cierre los ojos y manténgalos cerrados durante toda la postura. Junte los músculos interiores de los muslos firmemente. Sentirá que los músculos de las nalgas se revitalizan. Apriete los músculos de las nalgas un poco más, juntando a continuación los músculos interiores de los muslos. Desde la cintura hacia abajo hasta los pies debería sentirse tan sólida como una montaña y desde la cintura hacia arriba hasta la coronilla de la cabeza debería sentirse tan ligera como las nubes encima de la montaña. Su cuerpo podría tambalearse un poco de lado a lado o hacia atrás o hacia delante, pero esto es normal ya que está buscando su equilibrio. Imagínese a usted mismo con raíces que crecen de las plantas de los pies y siéntase como si estuviera atrayendo nueva energía rejuvenecedora de la tierra, a través de los pies, subiendo por las piernas, la columna vertebral y hacia el interior de la cabeza. Cuando sienta que ha mantenido la postura durante el tiempo suficiente, abra los ojos y sacuda los pies.

Es una secuencia natural el hacer la postura de la Montaña inmediatamente después de Samasthiti. Muévase de una postura a la otra sin abrir los ojos.

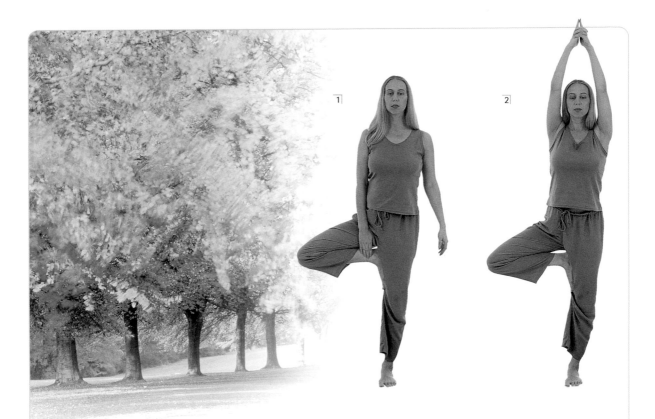

El Árbol

Vrksasana

(P | 1   2   3)

BENEFICIOS Mejora el equilibrio y la seguridad en uno mismo, acentúa la concentración y fortalece las piernas. El Árbol también abre las caderas y la zona pélvica.

PRECAUCIÓN No lleve las manos por encima de la cabeza si padece de tensión arterial alta.

MÉTODO Colóquese en pie con los pies juntos y fije los ojos en un punto del suelo delante de usted (esto ayuda a concentrarse y le impide caerse). Levante el pie derecho y colóquelo contra el lado interior del muslo izquierdo tan arriba como sea posible, utilizando la mano para guiar el pie a su posición (1). Busque el equilibrio. Presione firmemente con el pie derecho contra el muslo para impedir que resbale hacia abajo. Una vez que se sienta cómoda apoyándose en una sola pierna lleve la rodilla derecha tan atrás como pueda. Esto abre y estira la zona de las caderas. Inhale y levante los brazos lenta y lateralmente por encima de la cabeza (2) o colóquelos en la posición de oración (3). Mantenga la postura tanto tiempo como sea posible. Exhale, bajando los brazos lateralmente, y apoye el pie derecho de nuevo en el suelo. Realice una respiración para recuperarse y luego repita con el pie izquierdo contra el muslo derecho.

A veces se puede concentrar tan intensamente en buscar el equilibrio que se olvide de respirar. Si se concentra en la respiración, el cuerpo se equilibrará automáticamente. Si retiene la respiración se caerá.

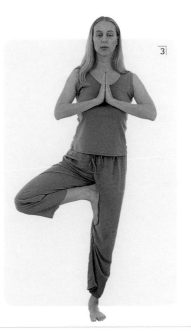

El Dios de la Danza

Natarajasana

(I | 2 3)

BENEFICIOS Mejora el equilibrio, abre las caderas y estira los cuadríceps (músculos del muslo). Acentúa la seguridad en uno mismo y la concentración.

PRECAUCIONES Procure estar equilibrada de modo adecuado. Utilice una silla o un compañero para apoyarse hasta sentirse lo suficientemente segura para hacerlo sola.

MÉTODO Póngase en pie con ambos pies juntos. Fije los ojos en un punto del suelo delante de usted. Levante el pie derecho detrás de usted y agárrelo con la mano derecha (1). Lleve el talón lo más cerca posible de la nalga derecha, manteniendo ambas rodillas alineadas (a esto se le llama «levantamiento de pie»). Mantenga la postura durante seis respiraciones mientras estira los cuadríceps. Cuanto más cerca llegue el pie a las nalgas, mayor será el estiramiento en el muslo. Inhale y levante la mano izquierda hacia el techo, luego estire el pie derecho lejos de las nalgas y cúrvelo detrás de usted (2), formando el Dios de la Danza. Mantenga la postura tanto tiempo como resulte cómoda. Suelte el pie y colóquelo de nuevo en el suelo mientras baja el brazo izquierdo. Realice una respiración para recuperarse y luego repita todo con el otro lado. Use una silla de ayuda para mantener el equilibrio cuando se esté inclinando.

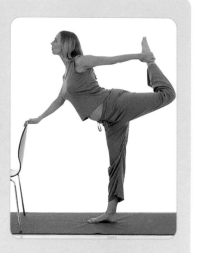

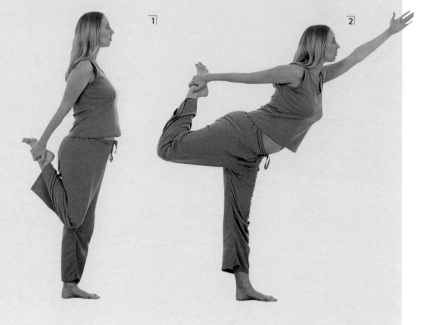

1

2

El Guerrero (1)

Virabhadrasana

(I | 2 3)

BENEFICIOS Fortalece el cuerpo entero, especialmente los cuadríceps y aumenta el pulso.

PRECAUCIONES Con el cuello, la tensión arterial alta y la zona lumbar. No levante las manos por encima de la cabeza si padece tensión arterial alta. Cuando se lance hacia delante, asegúrese de que la rodilla flexionada permanezca directamente alineada con el tobillo; si extiende mucho o demasiado poco la rodilla podría dañarla. Si padece problemas de lumbares no se incline hacia atrás en esta postura, mejor mantenga el cuerpo erguido. Si tiene problemas de cuello, es mejor mantener la mirada recta que hacia arriba. Esta es una postura agotadora.

MÉTODO Póngase en pie con los pies separados tanto como sea posible y paralelos entre sí (1). Gire el pie derecho formando un ángulo de 90 grados y gire los dedos del pie izquierdo hacia dentro formando un ángulo de 45 grados. El talón del pie derecho deberá mantenerse alineado con el empeine del pie izquierdo. Gire a la derecha y coloque las manos en las caderas (2). Mueva la cadera derecha hacia atrás tan lejos como pueda llegar y lleve la cadera izquierda hacia delante, juntando las partes superiores del interior de los muslos. Asegúrese de que el peso se apoya por igual en ambos pies. Mire en línea recta. Inhale y levante los brazos lateralmente y por encima de la cabeza con las palmas mirando hacia arriba. Entrelace los dedos de las manos, estire los brazos y señale al techo con los índices (3). Alternativamente, coloque las manos delante de su pecho, en la posición de oración.

Mientras exhala, empuje con la rodilla derecha para formar un ángulo recto con el suelo, llevando la ingle tan cerca del suelo como sea posible y manteniendo la pierna izquierda recta detrás de usted. No deje de respirar. Compruebe que la rodilla derecha esté directamente por encima del tobillo después de haber empujado. Si no lo está, entonces mueva el pie derecho para alinearlo. No permita que la rodilla derecha caiga hacia dentro. Deje caer la cabeza e inclínese hacia atrás mientras mira las manos. Intente mantener el talón izquierdo en el suelo. Mantenga la postura tanto tiempo como pueda, manteniendo la respiración constante y rítmica.

Para deshacer la postura, inhale mientras endereza la rodilla derecha y levante la cabeza para mirar hacia delante de nuevo. Exhale y baje lentamente los brazos lateralmente. Inhale y gire de frente, moviendo los pies de manera que estén paralelos entre sí. Déjese caer en una flexión colgando hacia delante para descansar. Inhale y suba lentamente, subiendo la cabeza al final. Repita con el lado izquierdo.

CONTRAPOSTURA

Samasthiti (v. pág. 60) o relájese en una flexión colgando hacia delante.

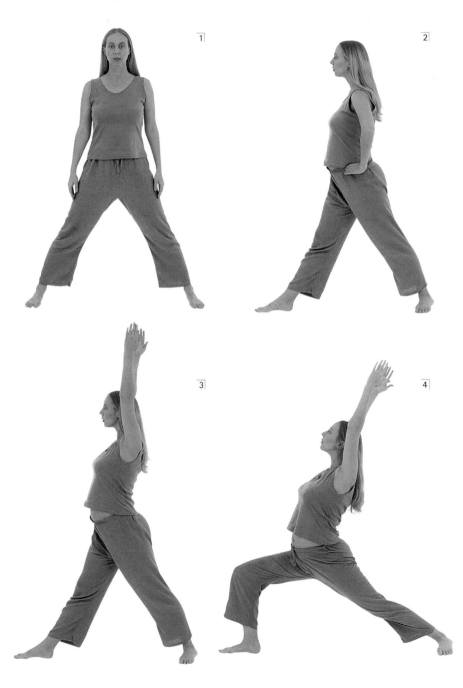

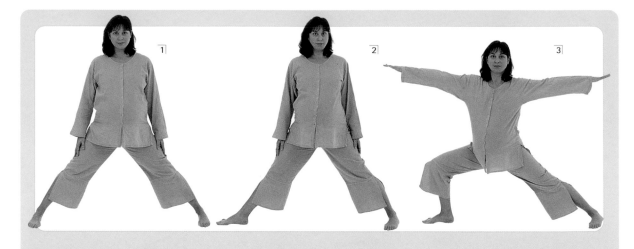

El Guerrero (2)

Virabhadrasana

(I | 1 2 3)

BENEFICIOS Fortalece el cuerpo entero, especialmente los cuadríceps y aumenta el pulso.

PRECAUCIONES El tobillo debe situarse directamente bajo la rodilla cuando empuje. Esta es una postura agotadora. (En algunas versiones de esta postura se lleva los brazos por encima de la cabeza. Evite esto si padece de tensión arterial alta.)

MÉTODO Póngase en pie con los pies tan separados como sea posible (1). Gire el pie derecho en un ángulo de 90 grados. Gire los dedos del pie izquierdo en un ángulo de 45 grados, asegurándose de que el talón derecho esté alineado con el empeine izquierdo (2). Las caderas deberán mirar hacia delante y estar iguales.

Inhale y levante los brazos lenta y lateralmente a la altura de los hombros, con las palmas mirando hacia abajo. Exhale y relaje el hombro mientras se estira hasta las yemas de los dedos. Inhale y mientras exhala, empuje con la rodilla derecha, llevando la ingle tan cerca del suelo como sea posible (3). Compruebe que el tobillo derecho esté situado directamente bajo la rodilla. Si no lo está, entonces mueva el pie derecho. No permita que la rodilla derecha caiga hacia dentro. Lleve el torso a una posición que sea perfectamente perpendicular al suelo. Gire la cabeza para mirar la mano derecha. Mantenga la posición tanto tiempo como pueda mientras se asegura de que su respiración sea regular y uniforme.

Para deshacer la posición, inhale y enderece la rodilla derecha. Lleve la cabeza al centro. Durante la exhalación, baje los brazos lenta y lateralmente. Coloque los pies paralelos entre sí y déjese caer colgando hacia delante con una flexión para descansar. Suba lentamente en una inhalación, levantando la cabeza al final. Repita con la izquierda.

CONTRAPOSTURA Samasthiti (v. pág. 60) o déjese caer colgando hacia delante con una flexión.

Postura de la Pinza de Pie

Uttanasana o Padahastasana

(I | 1 2 3)

BENEFICIOS Estira las caderas y los tendones de la corva, masajea los órganos internos y tiene un efecto tranquilizante en la mente. La variación también estira los hombros.

PRECAUCIÓN Si padece de tensión arterial alta o de cualquier enfermedad que no permite que la cabeza esté por debajo del corazón entonces realice la flexión sólo a la mitad. A medida que progresa su embarazo, puede necesitar tener las piernas y pies un poco separados. Realice la flexión solamente tanto como le permita el creciente abdomen.

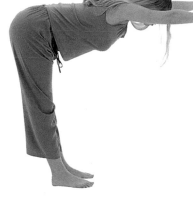

1

2

MÉTODO Colóquese en pie con las piernas y los pies firmemente juntos. Lleve las rótulas hacia atrás y bloquéelas. Inhale y extienda las manos delante de usted y luego levántelas por encima de la cabeza (1). Mientras exhala, dóblese desde las caderas hacia delante, estire los brazos lejos de usted (2) y descienda hacia los pies en un solo movimiento fluido (3). Asegúrese de estar estirándose hacia delante y hacia abajo e intente mantener la columna vertebral recta. No lleve los hombros hacia arriba debajo de las orejas mientras se estire hacia delante.

El modo más fácil de aprender esta postura es imaginarse que tiene un balón entre las manos que quiere tenerlo tan lejos de usted como sea posible antes de colocarlo en el suelo y hacerlo rodar luego hacia los pies.

Para deshacer la postura, imagínese que está haciendo rodar el balón lejos de usted, subiéndolo luego por encima de la cabeza en una inhalación. Mientras exhala, estire los brazos lateralmente y bájelos para descansar a los lados del cuerpo. Repita el ejercicio seis veces. La última vez que se doble hacia delante, intente mantener la postura durante seis respiraciones.

Procure no doblar las rodillas. Es mejor mantenerlas rectas y cogerse de los tobillos o de las espinillas, si no alcanza los dedos de los pies. A medida que aumente su abdomen podría ser necesario mantener los pies un poco separados para acomodar el vientre.

CONTRAPOSTURA Sacuda las piernas para aflojar cualquier tensión que pudiera haberse acumulado y descanse luego en Samasthiti (v. pág. 60).

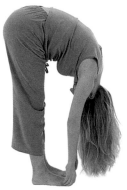

3

VARIACIÓN

Padahastasana

Entrelace los dedos detrás de la espalda. Inhale y eleve el esternón, alejando las manos de sus nalgas tanto como pueda (1). Exhale y estírese hacia delante siguiendo el esternón y llevando el pecho tan cerca de los muslos o las rodillas como sea posible. Baje la cabeza y lleve las manos por encima de la cabeza tan lejos como pueda (2). Mantenga la postura tanto tiempo como resulte cómoda. Para subir levante la cabeza en una inhalación y lleve los brazos hacia las nalgas. Eleve el pecho y forme una posición erguida con la espalda recta. Exhale y sacuda los hombros.

1

2

POSICIÓN EN CUCLILLAS

Utkatasana

(P | 1 2 3)

BENEFICIOS Abre la zona pélvica y las caderas. También fortalece los cuadríceps.

PRECAUCIÓN Use una silla para mantener el equilibrio hasta que se sienta cómoda.

MÉTODO Póngase en pie con los pies separados a la misma distancia que las caderas y paralelos entre sí, girando ligeramente los dedos hacia fuera si es necesario. (Si las caderas no son muy flexibles, coloque entonces los pies un poco más separados que la distancia de las caderas.) Inhale y levante los brazos delante de usted a la altura de los hombros con las palmas mirando hacia abajo (1). Mientras exhala, flexione las rodillas y póngase en cuclillas, llevando las nalgas tan cerca del suelo como sea posible (2). Intente mantener las rodillas tan separadas como pueda. Si los talones se despegan del suelo, coloque bloques de madera o libros debajo de ellos (v. más abajo). En una inhalación, apriete los cuadríceps (músculos de los muslos) y levántese hasta estar en pie usando sólo los músculos de los muslos. Intente no empujar demasiado contra el suelo con los pies. Esto puede facilitar el ponerse en pie, pero no fortalece los cuadríceps. En la exhalación, póngase de nuevo en cuclillas.

Repita este ejercicio tres o cuatro veces. La última vez permanezca abajo y lleve las manos a la posición de oración. Coloque los codos entre las rodillas y úselos para abrir las rodillas tanto como pueda (3). Mantenga la posición final tanto tiempo como resulte cómoda. Para subir, suelte las manos, apriete los músculos de los muslos y úselos para levantarse lentamente.

CONTRAPOSTURA Sacuda las piernas para aflojar cualquier tensión que pudiera haberse acumulado.

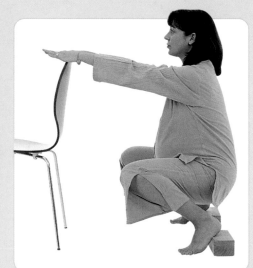

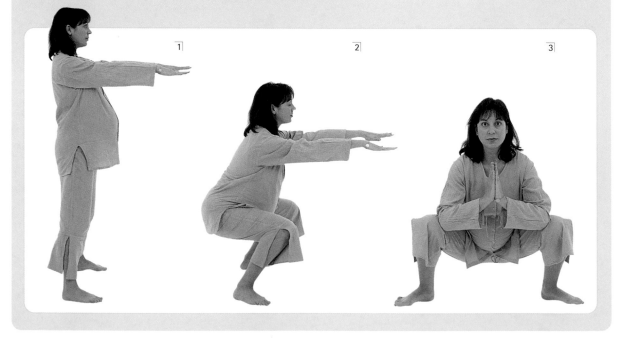

1

2

3

POSTURA DEL TRIÁNGULO

Trikonasana

(I | 1 2 3)

BENEFICIOS Aumenta el movimiento lateral en la columna vertebral, fortalece la columna y las piernas y masajea los órganos abdominales.

PRECAUCIÓN Esta es una postura agotadora. Inicialmente podría gustarle practicarla con la espalda contra una pared hasta que se sienta lo suficientemente segura para hacerla sin apoyo.

MÉTODO Póngase en pie con los pies separados a una distancia de aproximadamente 1 m y paralelos entre sí (1). Gire el pie derecho hacia fuera en un ángulo de 90 grados y lleve los dedos del pie izquierdo hacia dentro en un ángulo de 45 grados. El talón del pie derecho debería estar alineado con el empeine izquierdo. Asegúrese de que las caderas estén mirando al frente e iguales. Levante las rótulas y bloquéelas. Lleve el peso hacia el lado exterior del pie izquierdo (este es el fundamento de la postura e impedirá que se caiga). Inhale y levante los brazos lateralmente a la altura de los hombros de manera que estén paralelos al suelo. Deje que las palmas miren hacia abajo (2). Exhale y relaje los hombros mientras se estira hasta las yemas de los dedos. Inhale. Mientras exhala estírese desde las caderas hacia el lado derecho tan lejos como pueda y luego llegue hasta abajo. Haga descansar ligeramente la mano derecha en la espinilla derecha o en el suelo. Suba la mano izquierda verticalmente hacia el techo y permita que la palma mire hacia delante. Mire la palma de la mano izquierda (3). Continúe presionando en el lado exterior del pie izquierdo y mantenga las rótulas hacia arriba y bloqueadas. Respire regular y uniformemente y mantenga la postura tanto tiempo como resulte cómoda. Si experimenta tensión en la zona del cuello mire hacia delante o hacia abajo.

Para deshacer la postura, inhale y sienta como si fuera arrastrada por la mano izquierda hacia arriba, llevando los brazos paralelos al suelo. Baje los brazos al lado del cuerpo en la exhalación. Coloque los pies paralelos entre sí y déjese caer colgando hacia delante en una flexión para descansar. Cuando se sienta descansada, inhale y suba lentamente con la espalda redondeada, levantando la cabeza al final. Junte los pies y sacúdalos. Ahora realice la postura completa con el lado izquierdo del cuerpo. Mientras realiza esta postura, debería imaginarse que hay una pared detrás de usted y que sus caderas, hombros, brazos y cabeza están planos sobre la pared.

CONTRAPOSTURA Realice Samasthiti (v. pág. 60) o relájese con una flexión colgando hacia delante.

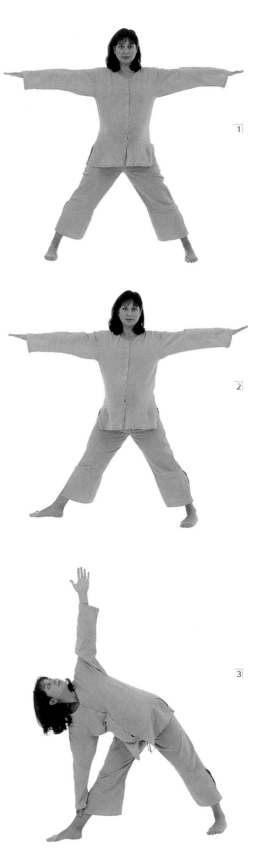

1

2

3

Salutación al Sol

Surya Namaskar

(I | 1 2 3)

BENEFICIOS Esta secuencia de 12 posturas que fluyen de una a otra es una de las más importantes en yoga. Hace trabajar casi cada músculo del cuerpo y tiene un claro efecto cardiovascular, por lo que es esencial tener un ritmo de respiración correcto. Si no tiene tiempo de realizar una sesión de yoga completa cada día, intente realizar cinco o seis rondas de la Salutación al Sol, seguidas por un período de relajación y respiración, acompañado de música suave y tranquila.

PRECAUCIONES A medida que el abdomen se expande será necesario realizar esta secuencia con los pies separados a la misma distancia que las caderas. Las posturas 6 (la Oruga) y 7 (la Cobra) deberán también omitirse. Dicho de otro modo, usted se moverá directamente desde la Plancha a al Estiramiento del Perro Mirando hacia Abajo. Los movimientos se deben realizar junto con la respiración ujjayi o de otro modo se quedará sin aliento.

Si padece tensión arterial alta, asegúrese de no plegarse demasiado lejos hacia delante. Si tiene problemas de espalda, no se doble demasiado hacia atrás y asegúrese de mantener las rodillas dobladas en las flexiones hacia delante.

MÉTODO

I Póngase en pie en la postura de la Montaña *(Tadasana)* con los pies juntos y la parte interior de los muslos apretados el uno hacia el otro. Coloque las manos en la posición de oración delante del esternón. Realice una respiración preparatoria, inhalando y exhalando.

2 Apriete los músculos de las nalgas (esto protege la zona lumbar). Inhale y estire los brazos hacia delante y hacia arriba por encima de la cabeza mientras se inclina hacia atrás.

3 Exhale y pase a la flexión hacia delante en pie *(Uttansana)*. Relaje el cuello de manera que la coronilla de la cabeza señale hacia el suelo. Si es necesario, flexione las rodillas ligeramente para aflojar la tensión de las pantorrillas.

4 Mientras inhala, lleve la pierna derecha hacia atrás y apoye la rodilla derecha en el suelo (esto afloja la presión en la zona lumbar). Mire hacia arriba y estírese.

5 En la siguiente exhalación, lleve la pierna izquierda hacia atrás y coloque el pie izquierdo al lado del pie derecho. Esto se llama la Plancha. Mantenga las nalgas y rodillas apretadas y la columna recta, para proteger la zona lumbar. En esta etapa sólo las manos y los pies están en el suelo, con los brazos firmes y rectos. Inhale.

11

10

9

8

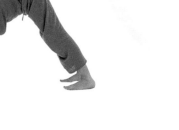

7

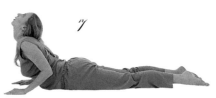

6 Mientras exhala, baje las rodillas al suelo, mueva las nalgas hacia atrás y coloque el pecho y la frente en el suelo. Esta postura, la Oruga, se puede omitir mientras la zona abdominal se expande durante el último trimestre del embarazo. (La oruga se realiza normalmente durante una respiración suspendida. Sin embargo, puesto que la interrupción de la respiración no es recomendable para las embarazadas una respiración extra se ha insertado en la secuencia.)

7 Inhale y pase a hacer la Cobra *(Bhujangasana)*, deslizando las caderas hacia delante y hacia abajo, hasta que descansen en el suelo. Levante la cabeza y el pecho. Mantenga los codos flexionados y apegados firmemente a la caja torácica. Relaje los hombros y mire hacia arriba. (Esta postura se puede omitir durante el último trimestre.)

8 Exhale y meta los dedos de los pies debajo y empuje hacia atrás con las manos, levantando las caderas y la zona sacra hacia arriba, formando la postura del Perro *(Adho Mukha Savanasana)*. No mueva las manos ni los pies. Enderece los brazos y rodillas y relaje el cuello e intente llevar los talones al suelo.

9 Inhale y lleve el pie derecho hacia delante entre las manos. Estírese y mire hacia arriba.

10 Exhale y de un paso adelante con el pie izquierdo, colocándolo al lado del pie derecho, volviendo a la postura de flexión hacia delante en pie *(Uttanasana)*. Mantenga las rodillas flexionadas si es necesario, para evitar ejercer una indebida presión en la zona lumbar o en las piernas.

11 Inhale y estire las manos hacia delante y hacia arriba por encima de la cabeza, inclinándose hacia atrás.

12 En la exhalación final pase a una posición erguida y lleve las manos de nuevo a la posición de oración.

Realice una respiración para recuperarse y efectúe la secuencia de nuevo. Esta vez lleve el pie izquierdo hacia atrás en el paso 4 y llévelo hacia delante en el paso 9. Esto abarca una ronda completa de Salutación al Sol. A medida que esté más en forma debería poder realizar 10 rondas de *Surya Namaskar* sin quedarse falta de aire.

CONTRAPOSTURA Póngase en pie con los pies separados por 30 cm y déjese caer en una flexión colgando hacia delante hasta que el pulso y la respiración hayan vuelto a ser normales. Es esencial relajarse en la postura del Muerto (v. pág. 26) durante al menos cinco minutos y practicar la respiración profunda después de realizar la Salutación al Sol.

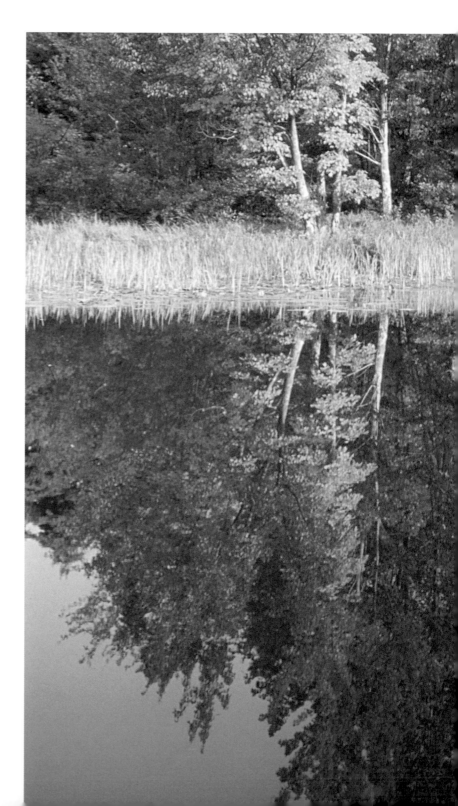

LAS *posturas invertidas o cabeza abajo revitalizan el organismo por completo. Llevan el peso lejos de las piernas, mejoran la circulación, llevan sangre a la cabeza y al cerebro y nutren los tejidos del cuerpo. Se activan los órganos internos perezosos, y se les da un merecido descanso al corazón y al sistema digestivo.*

La relajación en una posición contra la gravedad ayuda a reducir tensión, alarga la columna y contrarresta los efectos envejecedores de la gravedad.

Las posturas invertidas trabajan el chakra de la coronilla, que afecta a la glándula pineal, asociada a los estados más elevados de conciencia. La glándula pituitaria, que afecta al funcionamiento de todas las demás glándulas, y el tiroides, que regula el metabolismo, también se benefician de las posturas invertidas.

Si no ha hecho yoga con anterioridad, debería practicar las posturas invertidas con precaución durante el embarazo y usar siempre una silla, una pared o un compañero para apoyarse. Evítelas en su último trimestre o si padece tensión arterial alta o una enfermedad del corazón.

Posturas invertidas

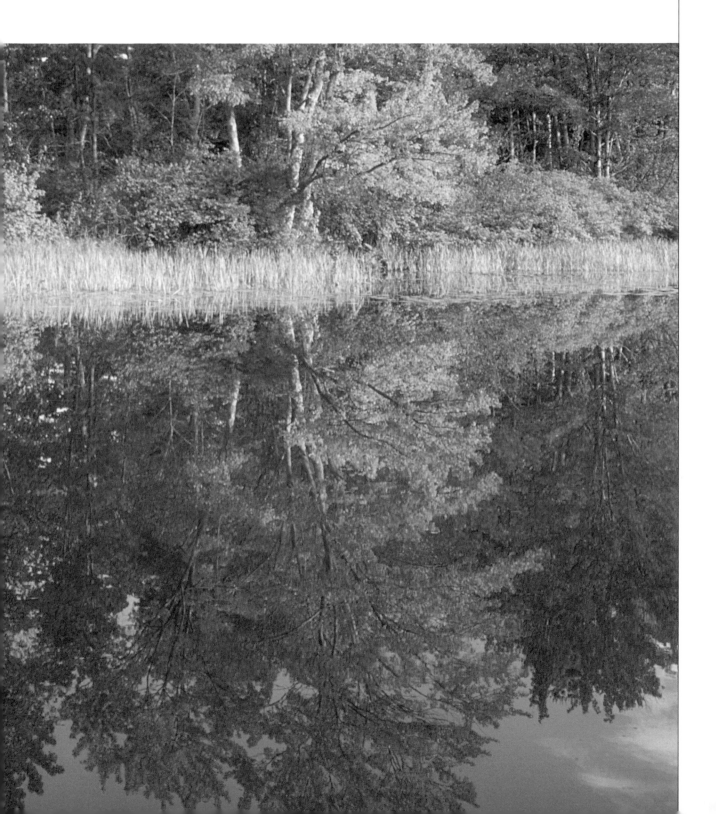

La Fuente

Viparita Karani

(P | 1 2 3)

BENEFICIOS Esta postura excepcionalmente relajante es muy recomendable para las embarazadas, ya que libera todos los órganos internos, así como también al feto, de la fuerza de la gravedad. Ayuda a la circulación y es también buena para aliviar las venas hinchadas y excelente cuando quiere sentirse rejuvenecida.

PRECAUCIONES Normalmente no debería practicar las posturas invertidas en el último trimestre, pero como sólo se levantan las piernas, esta precaución no se aplica a esta postura.

MÉTODO Trabaje contra una pared y tenga dos almohadones o cojines a mano. Siéntese en el suelo con las piernas estiradas y la cadera derecha contra la pared (1). Inclínese lateralmente, llevando el peso sobre el codo izquierdo. Gire las piernas subiéndolas por la pared (2), girando de manera que se tumbe sobre la espalda en ángulo recto con la pared,

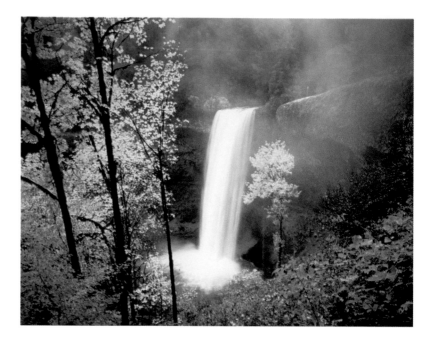

con las piernas estiradas hacia el techo. Aproxime las nalgas tan cerca de la pared como sea posible. Flexione las rodillas y coloque ambos pies en la pared. Empuje contra la pared con los pies y levante las caderas para colocar los dos cojines debajo de ellas. Deje que los cojines y las nalgas toquen la pared.

Ahora baje las caderas y las nalgas sobre los cojines y enderece las piernas subiéndolas por la pared hacia el techo de nuevo (3). Estire los brazos a lo largo del suelo al lado del cuerpo, cierre los ojos y simplemente relájese. Para deshacer la postura, flexione las rodillas y ruede sobre el lado de la mano derecha. Descanse durante un momento y entonces coloque la mano izquierda en el suelo delante de usted, empujándose hacia arriba hasta sentarse.

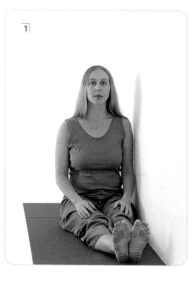

1

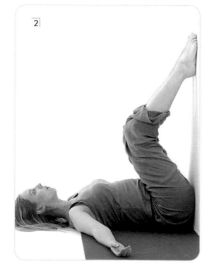

2

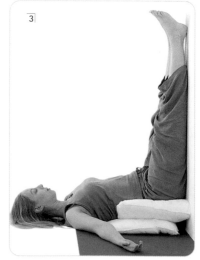

3

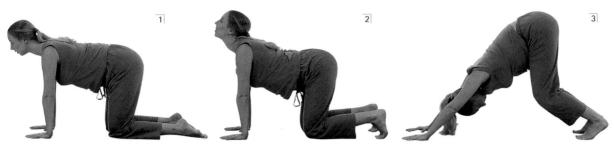

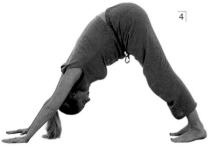

Estiramiento del Perro

Adho Mukha Svanasana

(I | 1 2)

BENEFICIOS Esta postura libera los músculos del cuello y los hombros y estira los tendones de la corva. Fortalece el cuerpo entero.

PRECAUCIONES Evite esta postura si padece tensión arterial alta. No practique posturas invertidas en el último trimestre de embarazo.

MÉTODO Arrodíllese a cuatro patas con las manos directamente debajo de los hombros y los dedos de las manos separados ampliamente (1). Asegúrese de que los dedos corazón están paralelos entre sí. Mantenga las rodillas directamente debajo de las caderas con los pies paralelos entre sí y los dedos de los pies metidos debajo. Baje el ombligo hacia el suelo e inhale (2). Mientras exhala, empuje hacia atrás con las manos, elevando la zona sacra hacia el techo y enderezando las piernas (3). Baje los talones al suelo (4). Asegúrese de que la respiración es regular y constante y mantenga la postura tanto tiempo como resulte cómoda. Esto es más fácil de decir que de hacer si es nueva en el yoga. Sin embargo, finalmente se convertirá en una postura maravillosamente relajante, así que tómese el tiempo suficiente para acostumbrarse a ella. Si los tendones de la corva están apretados, inhale y enderece la rodilla derecha tanto como pueda (manteniendo el talón en el suelo, si es posible) y flexione la rodilla izquierda. Mientras exhala, flexione la rodilla derecha y enderece la izquierda. Continúe alternando las piernas mientras las flexiona y estira. Para deshacer la postura, flexione las rodillas hacia el suelo, coloque las nalgas sobre los talones y apoye la frente en el suelo o sobre los puños.

CONTRAPOSTURA Postura del Niño (v. pág. 40).

VARIACIÓN

Pase a la postura del Gato (v. pág. 46). Inhale y levante la cabeza y la zona sacra mientras deja caer el ombligo. Arquee la espalda y exhale. Inhale levantando la cabeza y la zona sacra y bajando el ombligo mientras mete los dedos de los pies debajo. Cuando exhale, levante las rodillas del suelo y pase al estiramiento del Perro. Mantenga la postura durante una inhalación y exhalación completas. En la siguiente inhalación, pase al estiramiento del Gato y vuelva a comenzar la secuencia. Asegúrese de que el cuerpo se mueva rítmicamente siguiendo la respiración. La secuencia completa cuenta tres. En el estiramiento del Gato la primera inhalación cuenta uno. La exhalación cuenta dos y la inhalación cuenta tres. Mientras exhala en el estiramiento del Perro cuenta uno, la inhalación (mientras mantiene el estiramiento del Perro) cuenta dos y la exhalación (mientras mantiene el estiramiento del Perro) cuenta tres. Esto facilita llevar el ritmo del movimiento.

LA VELA

Sarvangasana

(I | 1 2)

BENEFICIOS Se dice que la Vela es la madre de todas las posturas de yoga porque provoca una sensación de bienestar general. Equilibra la glándula del tiroides y mantiene la columna flexible. También libera a los órganos internos y al feto de la fuerza de la gravedad.

PRECAUCIONES No practique posturas invertidas en el último trimestre (después de 30 semanas). No intente esta postura en absoluto si empieza yoga sólo después del quinto mes de gestación. Si ha estado practicando yoga durante algún tiempo antes de quedarse embarazada, puede estar lo suficientemente segura de realizar la Vela hasta el séptimo mes si su embarazo no tiene complicaciones. No gire la cabeza al lado.

MÉTODO Túmbese sobre la espalda (1) y suba las rodillas al pecho. Mantenga los brazos en el suelo al lado del cuerpo con las palmas mirando hacia abajo (2). Inhale y mientras exhala levante las caderas del suelo y empuje las manos hacia abajo llevando las rodillas a la frente. Rápidamente flexione los codos y coloque las manos debajo de las caderas (3) para sostener el peso mientras endereza las piernas hacia el techo. Esto se llama Media Vela. Lleve los codos tan cerca el uno del otro como sea posible. Esto asegurará una posición cómoda. Mantenga las piernas juntas. Ahora empuje las caderas hacia delante con las yemas de las manos acercando las manos hacia la tira del sostén. Esto levantará el cuerpo en línea recta (4). Apriete los músculos de las nalgas y del estómago durante las dos primeras respiraciones de la postura y luego permita que el cuerpo se relaje en la postura. Mantenga un ritmo respiratorio regular y constante y cierre los ojos.

Mantenga la postura tanto tiempo como resulte cómoda. Si puede permanecer así más de dos minutos debería experimentar una maravillosa sensación de flotar o de estar suspendida del techo. Para deshacer la postura, flexione las rodillas sobre la frente y ruede lentamente bajando hasta el suelo. Simplemente permanezca tumbada durante un rato para disfrutar de los beneficios

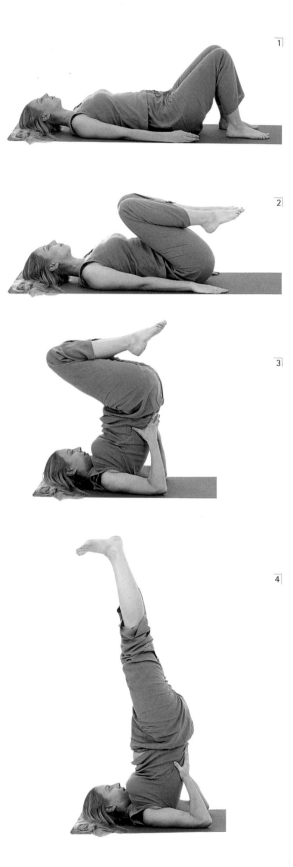

1

2

3

4

de la postura antes de realizar la contrapostura. A veces las vértebras cervicales empujan hacia el suelo. Si ocurre esto, coloque una manta o toalla doblada debajo de los hombros y la espalda.

La manta tendría que llegar a la parte superior de los hombros y la cabeza debería descansar en el suelo.

CONTRAPOSTURA El Pez (v. pág. 57).

VARIACIÓN

Siéntese en el suelo con las piernas estiradas y la cadera izquierda pegada a la pared (1). Inclínese hacia atrás sobre el codo derecho y suba girando las piernas sobre la pared, rotando de manera que la espalda esté en ángulo recto con la pared. Flexione las rodillas y coloque las plantas de los pies en la pared (3). Presione contra la pared con los pies y suba las caderas (4). Coloque las manos bajo las caderas (5) y esti-

re las piernas, haciendo descansar los talones contra la pared (6). Respire suave y constantemente. Para deshacer la postura, flexione las rodillas y lleve el peso de nuevo a los pies. Baje las nalgas al suelo. Lleve las rodillas al pecho y ruede sobre el lado derecho. Descanse durante unos momentos antes de colocar la mano izquierda en el suelo delante de usted hasta sentarse.

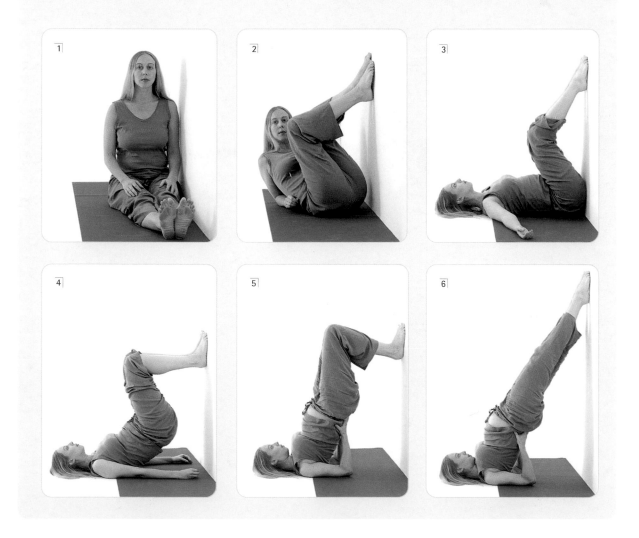

El Arado

Halasana

(I | 1 2)

BENEFICIOS Activa la glándula pituitaria (v. pág. 14), masajea los órganos abdominales, mantiene la columna flexible y estira los músculos de la espalda, los hombros y los tendones de la corva.

PRECAUCIONES No intente efectuar esta postura a menos que pueda realizar la Vela cómodamente. No gire la cabeza. A medida que avanza el embarazo, puede resultar necesario mantener las piernas ligeramente separadas y apoyar los pies en una silla (derecha).

No practique posturas invertidas en el último trimestre (después de 30 semanas de embarazo).

MÉTODO Comience formando la Vela (1-3). Una vez que esté en la postura de la Vela, con la columna sostenida por las manos, inhale y, mientras exhala, lleve lentamente las piernas y los pies por encima de la cabeza hasta que toquen el suelo (4). Si los pies no alcanzan el suelo, entonces apóyelos en una silla.

Estire las manos lejos de usted detrás de la espalda y entrelace los dedos. Junte los omóplatos. Intente mantener las palmas to-

cándose y los codos rectos. Esto estirará los hombros. Coloque los meñiques en el suelo si es posible.

Intente mantener la columna recta. Enderece las rodillas y empuje los talones hacia el suelo. Relájese en la postura. Cierre los ojos y mantenga la posición tanto tiempo como resulte cómoda. Para deshacer la postura, flexione las rodillas y sujete las caderas con las manos mientras rueda lentamente hasta el suelo. Alternativamente vuelva arriba a realizar la Vela y note cómo hacer el Arado mejora su Vela.

CONTRAPOSTURA El Pez (v. pág. 57) o el estiramiento del Gato (v. pág. 46).

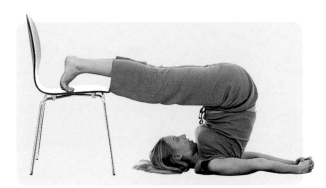

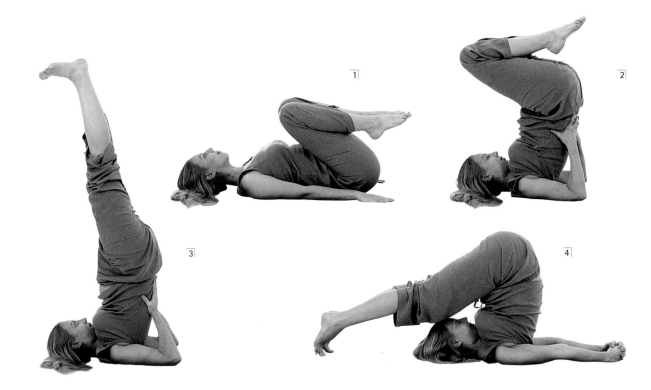

1

2

3

4

El Pequeño Pino

Salamba Sirsana

(P | 1 2)

BENEFICIOS Lleva sangre oxigenada al cerebro, la cara y la garganta. Libera a los órganos internos y al feto de la fuerza de la gravedad.

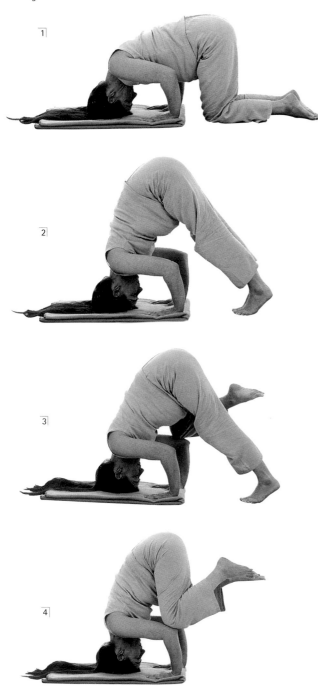

PRECAUCIONES No haga el pino si tiene algún problema de cuello. Cuando practique esta postura, es esencial que esté sobre la coronilla. Para encontrarla, cójase de la punta de las orejas entre los dedos y los pulgares. Suba los índices rectos a la cabeza y se encontrarán en la coronilla. El Pequeño Pino es mucho más fácil de lo que parece, pero antes de practicarlo en casa pídale al profesor de yoga que le ayude en clase hasta que se sienta cómoda en esta postura. En casa, tenga un compañero cerca para sostenerla hasta que se sienta confiada.

No practique posturas invertidas en el último trimestre (después de 30 semanas) y no intente realizar esta postura en absoluto si empieza a hacer yoga sólo después de su quinto mes de embarazo.

MÉTODO Coloque una manta doblada en la colchoneta (o contra una pared para añadir seguridad). La zona ocupada por la manta debe ser lo suficientemente grande para que quepan la cabeza y las manos, ya que es esencial que estén al mismo nivel. Arrodíllese enfrente de la manta y coloque la base de las palmas de las manos en el borde más cercano al cuerpo. Extienda los dedos bien separados y mantenga los dedos corazón paralelos el uno al otro. Coloque la coronilla en la manta de manera que la cabeza y las manos formen un triángulo (1). Esta es la parte más importante de la postura ya que proporciona una base segura. Ponga las piernas rectas subiendo las nalgas (2). Haga avanzar lentamente los pies hacia las manos. Cuando la espalda esté perpendicular al suelo, doble la rodilla derecha y apóyela encima del codo derecho, levantando el pie del suelo (3). Doble la rodilla izquierda y apóyela encima del codo izquierdo, levantando el pie. Relaje el peso de las piernas sobre los codos (4). Es necesario que los codos estén absolutamente perpendiculares al suelo para soportar el peso. Compruebe que la respiración no se haya parado. Para deshacer la postura, coloque los pies de nuevo en el suelo, vuelva a la posición de genuflexión y apoye las nalgas en los talones.

No tenga miedo de esta postura. Aunque parece difícil, es muy sencilla de hacer.

CONTRAPOSTURA Después de hacer el Pequeño Pino, es esencial descansar en la postura del Niño (v. pág. 40) antes de levantar la cabeza; de otro modo podría marearse.

El Pino

Sirsasana

(A | 1 2)

BENEFICIOS Se dice que el Pino es el padre de todas las posturas de yoga. Lleva sangre oxigenada al cerebro, los ojos, la nariz, la garganta y la cara y libera a los órganos internos y al feto de la gravedad.

PRECAUCIONES Es esencial que esté sobre la coronilla y no debería intentar realizar esta postura en absoluto si padece algún problema de cuello. No practique posturas invertidas en el último trimestre (después de 30 semanas de gestación) y no haga el pino en absoluto si comienza a hacer yoga sólo después del quinto mes de embarazo o más tarde.

MÉTODO Arrodíllese y coloque las manos en una manta doblada, como en el Pequeño Pino. Enderece las piernas y haga caminar los pies hacia las manos hasta que la columna esté derecha (1-2). Doble y levante la rodilla derecha llevándola hacia el pecho (3), después doble y levante la rodilla izquierda al pecho (4). Mantenga esta postura y realice una respiración. Mientras exhala, extienda las piernas enderezándolas hacia el techo (5). Apriete los músculos del estómago y de las nalgas, manteniendo la respiración suave y constante. Mantenga la postura tanto tiempo como resulte cómoda. Para bajar, doble las piernas y llévelas de nuevo hacia al pecho, después coloque los pies en el suelo. Apoye las nalgas sobre los talones.

Si se siente nerviosa por la postura del Pino, intente hacerla contra la pared o, incluso mejor, busque un compañero que le

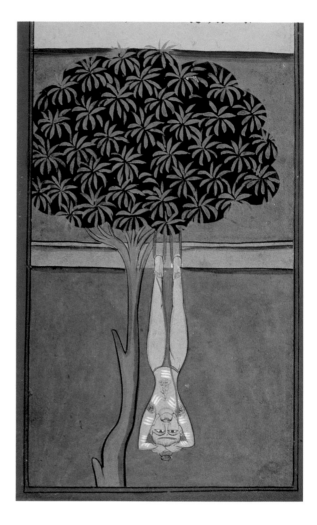

ayude colocando su rodilla contra la zona lumbar para impedir que usted ruede. Su compañero puede también sujetarle los pies.

CONTRAPOSTURA Descanse en la postura del Niño (v. pág. 40) antes de levantar la cabeza para evitar marearse.

1

2

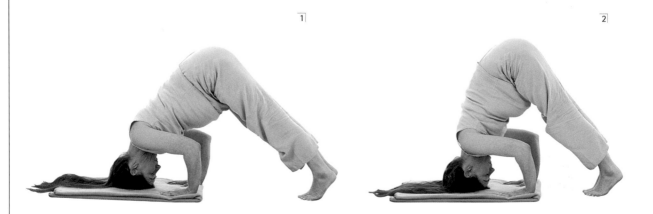

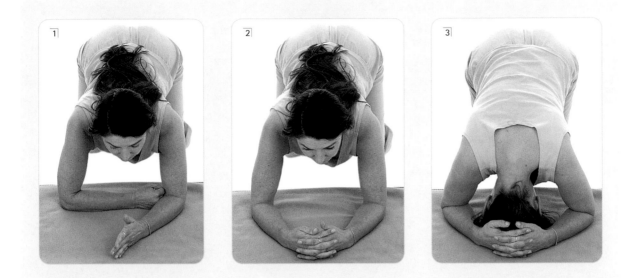

VARIACIÓN

Esta es una manera alternativa de colocar la cabeza y manos y puede hacerle sentir más estable. Arrodillada, coloque el codo izquierdo en una manta. Forme un puño con la mano derecha y colóquelo contra el codo izquierdo (1). Manteniendo el codo derecho alineado con el codo izquierdo, una las manos y entrelace los dedos (2). No mueva los codos mientras hace esto. Coloque la nuca dentro de la curva formada por las manos, asegurándose de que la coronilla esté en el suelo (3). Prosiga con el Pino como se describe anteriormente.

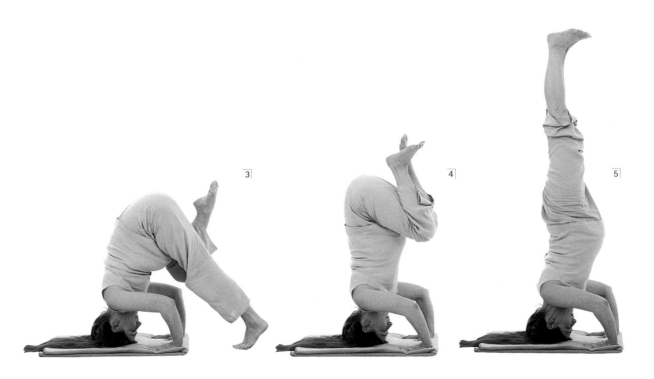

Es aconsejable descansar durante cuatro a seis semanas entre el parto y la reanudación de una práctica de ejercicios rutinaria. Probablemente estará tan ocupada con su nuevo bebé que será difícil encontrar tiempo para realizar ejercicios, pero es importante que su cuerpo recupere la forma. A medida que los músculos se contraigan de nuevo en forma, necesitan fortalecerse. Su médico o comadrona le indicarán cuándo es seguro para usted comenzar a hacer ejercicio de nuevo.

Todas las posturas de este libro se pueden practicar después del parto. Sin embargo, las de este capítulo le ayudarán a fortalecer los músculos abdominales en particular. Trabaje a su ritmo y permita que el cuerpo le dicte su progreso.

Una ventaja de continuar haciendo yoga después del parto es que las caderas y las ingles están muy flexibles y abiertas, facilitando posturas. La práctica regular del yoga también le ayuda a enfrentarse a las exigencias de la maternidad, tales como insomnio y cambios de humor, ya que se altera el equilibrio hormonal, y el desafío de cuidar un nuevo bebé.

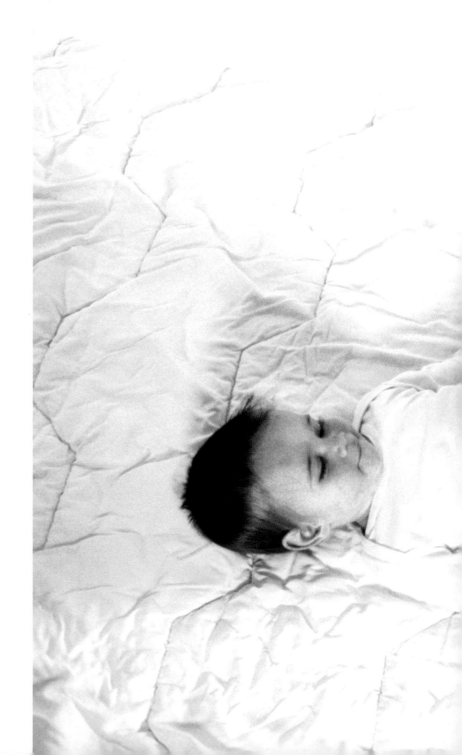

POSTURAS POSNATALES

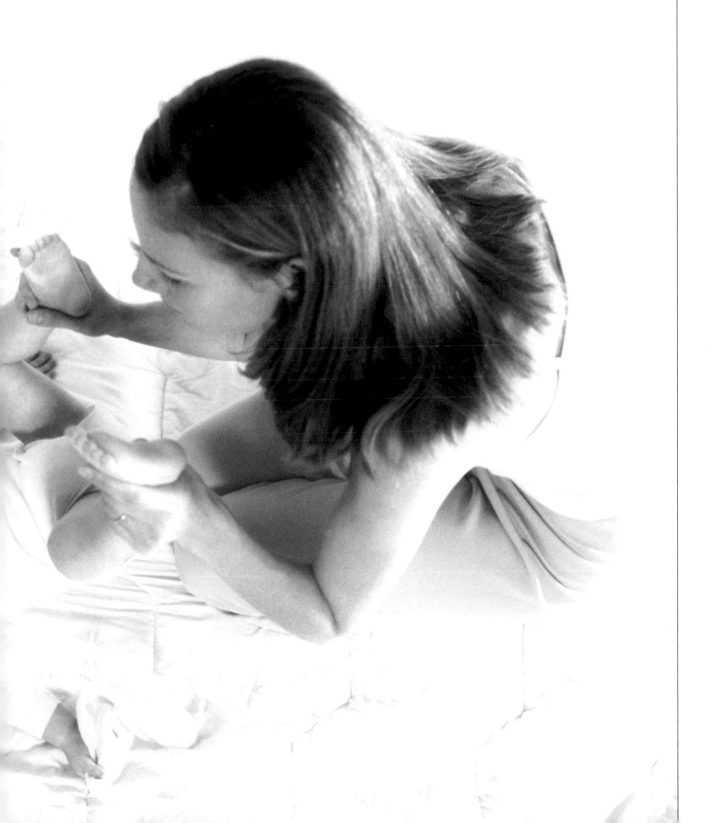

BUCLES

(Principiante)

BENEFICIOS Fortalece los músculos abdominales (del estómago).

MÉTODO Túmbese sobre la espalda y lleve las rodillas al pecho. Entrelace los dedos detrás de la cabeza (1). Inhale y mientras exhala levante lentamente la cabeza y toque con el codo derecho la rodilla derecha. Inhale y baje lentamente la cabeza y los codos al suelo. Repita esto tres veces más. Lleve el codo izquierdo a la rodilla izquierda cuatro veces. Entonces toque con el codo derecho la rodilla izquierda cuatro veces (2) y con el codo izquierdo, la rodilla derecha, cuatro veces. Finalmente, toque con los dos codos ambas rodillas cuatro veces (3). Asegúrese siempre de levantar la cabeza durante una exhalación y bajar la cabeza y codos durante una inhalación. Cuanto más lentamente pueda hacer esta postura, más beneficiosa será para los músculos del estómago. Utilice la respiración ujjayi cuando realice este ejercicio.

CONTRAPOSTURA Túmbese boca arriba y estire las piernas en el suelo, con las manos a cada lado. Inhale y empuje los músculos del estómago para arriba hacia el techo. Mientras exhala, expulse el aire por la boca y afloje los músculos del estómago de nuevo en una posición relajada (imagínese cuando se pincha un balón con un alfiler: todo se desinfla simplemente). Repita el movimiento dos veces más.

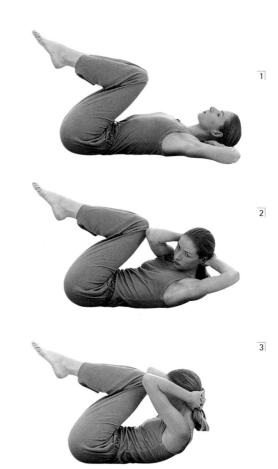

PRESIÓN SOBRE EL ESTÓMAGO

(Intermedio)

BENEFICIOS Este agotador ejercicio fortalece los músculos del estómago. Es también excelente para aflojar la tensión de la zona lumbar.

MÉTODO Túmbese boca arriba sobre la espalda con las piernas estiradas. Inhale, flexione los pies (1) y forme puños con las manos. Mientras exhala, levante la cabeza, los hombros y los brazos del suelo (2), manteniendo las piernas y la zona lumbar en contacto con el suelo. No pare de respirar. Mantenga la postura durante seis respiraciones y entonces baje de nuevo al suelo.

Repita esto dos o tres veces.

CONTRAPOSTURA Inhale e hinche los músculos del estómago hacia el techo, aflojándolos durante la exhalación.

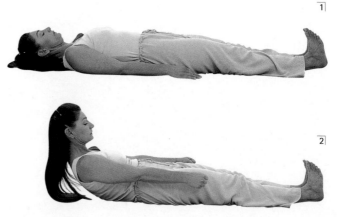

EQUILIBRIO DE NALGAS

Navasana

(Intermedio)

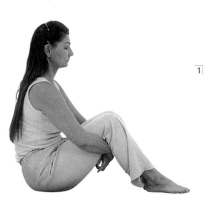

BENEFICIOS Fortalece los músculos abdominales (del estómago).

PRECAUCIONES No curve la columna. Mantenga el esternón elevado o perderá el equilibrio.

MÉTODO Siéntese en la colchoneta con las rodillas flexionadas y los pies en el suelo delante de usted. Coloque las manos debajo de las rodillas y coja la muñeca izquierda con la mano derecha (1). Eleve el esternón. Inhale y eleve los pies 20 cm del suelo (2). Mientras exhala, enderece las piernas de manera que estén en un ángulo de 45 grados con el suelo y que el cuerpo esté en forma de V (3).

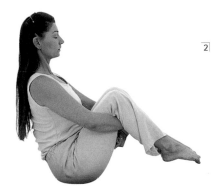

Es difícil respirar en esta postura si no está acostumbrada a realizarla; así pues, concéntrese en la respiración. Mientras exhala, suelte las manos de debajo de las rodillas, estirándolas delante de usted, y mantenga la postura tanto tiempo como resulte cómoda (4). Para deshacer la postura, sujete las piernas detrás de las rodillas, dóblelas y coloque los pies de nuevo en el suelo.

CONTRAPOSTURA Túmbese boca arriba sobre la espalda e hinche los músculos del estómago hacia el techo mientras inhala. Expire por la boca mientras se relaja de nuevo. Repita esto unas cuantas veces.

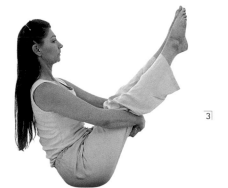

VARIACIÓN

(Intermedio)

MÉTODO Realice Navasana y agárrese de los empeines o los dedos de los pies con las manos. Si no puede alcanzar los pies, cójase de los tobillos. A continuación, cogiéndose de los pies, enderece las piernas y ábralas bien. Mantenga el esternón elevado. Aguante la postura tanto tiempo como resulte cómoda. Para deshacer la postura, junte las piernas, suelte los pies y bájelos al suelo.

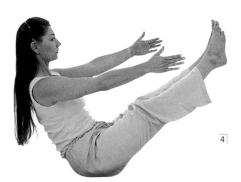

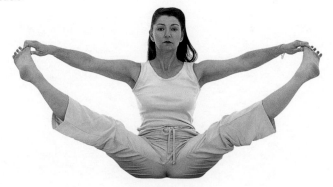

EL CIRIO

(Intermedio)

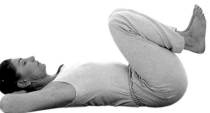

BENEFICIOS Fortalece los músculos abdominales (del estómago) y las caderas.

PRECAUCIONES Si padece problemas de espalda, no baje las piernas lentamente al suelo para deshacer la postura. Más bien, doble las rodillas al pecho y entonces coloque los pies de nuevo al suelo.

MÉTODO Túmbese boca arriba sobre la espalda con las rodillas en el pecho. Manteniendo la cabeza en el suelo, entrelace los dedos detrás de la cabeza (1). Inhale, y mientras exhala, extienda los pies subiéndolos hacia el techo (2). Empuje la zona lumbar firmemente hacia el suelo y baje el ombligo hacia la columna vertebral. Cuanto más empuje la espalda hacia el suelo, más fácil será la postura. Enderece las piernas y flexione los pies como si estuviera en pie sobre el techo. No interrumpa la respiración. Mantenga la postura tanto tiempo como resulte cómoda. Para deshacer la postura baje lentamente las piernas rectas al suelo durante una exhalación. Si esto es demasiado difícil, doble las rodillas al pecho y entonces coloque los pies de nuevo en el suelo. A su debido tiempo, los músculos del estómago se fortalecerán y podrá bajar las piernas gradualmente.

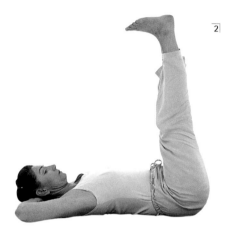

CONTRAPOSTURA Inhale e hinche los músculos del estómago subiéndolos hacia el techo, soltándolos durante la exhalación.

VARIACIÓN 1

(Intermedio)

Realice el Cirio. Durante una inhalación, abra las piernas lentamente tanto como pueda. Mientras exhala, júntelas de nuevo. Intente mantener las piernas rectas y continúe empujando con los talones. Recuerde que cuanto más empuje la zona lumbar hacia el suelo, más fácil resulta la postura. Realice esto tantas veces como pueda. Concéntrese en la respiración.

VARIACIÓN 2

(Intermedio)

Realice el Cirio, inhale y abra las piernas. Suelte las manos de detrás de la cabeza, suba la cabeza y hombros del suelo y extienda los brazos a través de las piernas abiertas. Concéntrese en la respiración y mantenga la posición tanto tiempo como resulte cómoda. Para deshacerla, lleve la cabeza y los hombros al suelo y baje las piernas.

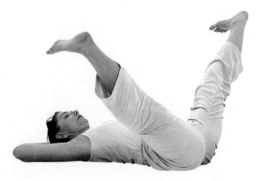

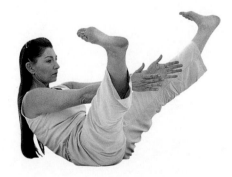

La torsión sobre la columna boca arriba

Parivartanasana

(Principiantes)

BENEFICIOS Afloja la tensión en la zona lumbar, proporciona flexibilidad a la columna y trabaja la cintura.

MÉTODO Túmbese sobre la espalda con las rodillas al pecho y los brazos estirados en un ángulo de 90 grados, con las palmas mirando hacia abajo (1). Inhale; luego, mientras exhala, deje caer las rodillas lentamente al suelo a la derecha, girando la cabeza de manera que mire la mano izquierda (2). En la inhalación, lleve la cabeza y las rodillas lentamente de nuevo al centro. Exhale, llevando las rodillas al suelo al lado izquierdo y gire la cabeza para que mire a la mano derecha (3). Inhale y lleve la cabeza y las rodillas de nuevo al centro. Repita esto siete veces más a cada lado. Es importante mantener las rodillas, los tobillos y los pies juntos y llevar las rodillas tan cerca de las axilas como sea posible. Puede realizar esta postura de forma dinámica, como se describe, o estática, manteniendo las rodillas en el suelo a cada lado durante ocho respiraciones.

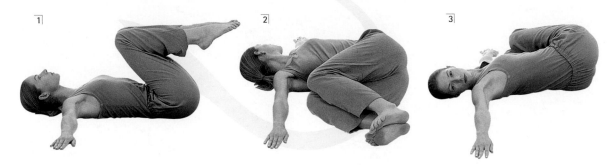

Balanceo a cada lado

(Intermedio)

BENEFICIOS Magnífico para reducir la cintura, así como también para fortalecer los músculos abdominales y los tendones de la corva.

MÉTODO Arrodíllese en la colchoneta con las nalgas en los talones. Inhale y levántese hasta una posición de rodillas erguida. Doble los brazos por delante del pecho (1) y manténgalos así durante todo el ejercicio. Mientras exhala, baje las nalgas al suelo al lado derecho (2). Inhale y vuelva a una posición arrodillada levantada (3). Exhale y baje las nalgas al suelo al lado izquierdo (4). Inhale y vuelva a una posición de rodillas erguida. Repita este ejercicio 15 veces a cada lado.

CONTRAPOSTURA Postura del Niño (v. pág. 40).

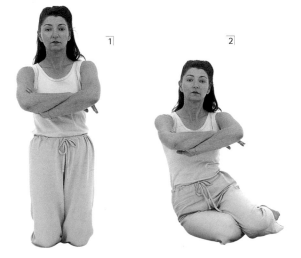

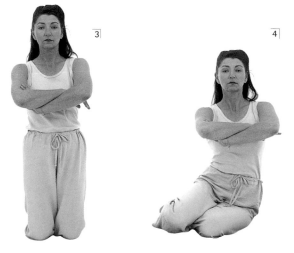

Torsión espinal erguida

Pashasana

(Intermedio)

BENEFICIOS Esta postura proporciona flexibilidad a la columna vertebral y reduce la cintura.

MÉTODO Siéntese en el suelo en la colchoneta de yoga con las piernas estiradas delante de usted. Doble la pierna izquierda y lleve el talón izquierdo a la ingle; entonces doble la rodilla derecha, colocando el pie derecho encima del muslo izquierdo (1). Si le parece incómoda esta postura, coloque el pie derecho en el suelo delante del izquierdo.

Coloque la mano derecha en el suelo en la base de la columna y coloque la mano izquierda encima de la rodilla derecha (2). Si el pie derecho está en el muslo vea si puede llevar la mano derecha detrás de la espalda para agarrar el dedo gordo del pie derecho.

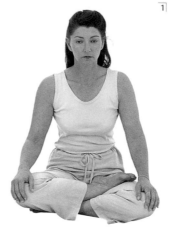
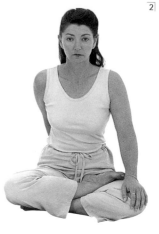

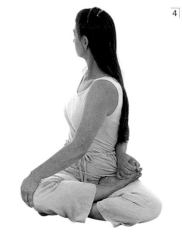

Inhale y eleve el esternón. Mientras exhala, lleve la rodilla derecha hacia usted con la mano izquierda, retorciendo el torso hacia la derecha (3). Si tiene agarrado el pie derecho, úselo para ayudarse con la torsión tirando de él. Mueva el hombro derecho hacia atrás, lleve el hombro izquierdo tan lejos hacia delante como sea posible y mire por encima del hombro derecho (4).

Cierre los ojos y mantenga la posición durante ocho respiraciones. Suelte las manos y mire lentamente hacia delante; después suelte las piernas y sacúdalas. Repita, esta vez doblando la pierna derecha primero y retorciendo el cuerpo hacia la izquierda.

CONTRAPOSTURA Postura del Niño (v. pág. 40).

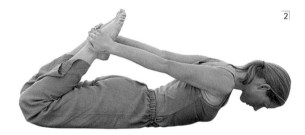

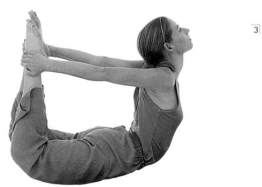

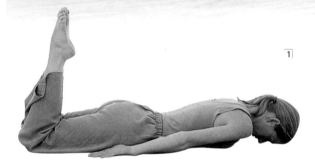

EL ARCO

Dhanurasana

(Intermedio)

BENEFICIOS Esta postura de curvamiento del cuerpo proporciona flexibilidad a la columna. Abre el pecho y estira los hombros y los cuadríceps (músculos frontales de los muslos). Limpia los riñones y trabaja las glándulas suprarrenales, y es por tanto revitalizante.

PRECAUCIONES Tenga cuidado si tiene problemas de columna o zona lumbar, o si pasó por una cesárea y todavía tiene un abdomen blando.

MÉTODO Túmbese boca abajo y doble las rodillas, levantando los pies hacia las nalgas (1). Llegue con las manos atrás y cójase de los tobillos (2). Inhale, y mientras exhala aleje los pies de las nalgas, levantando el pecho y llevando la cabeza hacia arriba de manera que mire hacia delante (3). Mantenga los brazos rectos. Aguante la postura durante seis respiraciones y entonces suelte los pies, bajando el esternón al suelo. Si se siente en forma y fuerte, intente balancearse en esta postura. Repítala dos o tres veces.

CONTRAPOSTURA Apanasana (v. pág. 39).

Estiramiento del Perro mirando hacia arriba

Urdhva Mukha Svanasana

(Intermedio)

BENEFICIOS Proporciona flexibilidad a la columna, fortalece los brazos, limpia los riñones y hace trabajar las glándulas suprarrenales. Esta es una postura revitalizante.

PRECAUCIONES Es esencial que las rodillas y los músculos de las nalgas estén apretados para proteger la zona lumbar.

MÉTODO Túmbese boca abajo en el suelo con la cara hacia abajo y los pies separados a la misma distancia que las caderas. Coloque las manos al lado de los senos con los dedos muy abiertos y los dedos corazón paralelos entre sí. Meta los dedos de los pies debajo de manera que los pies estén perpendiculares al suelo (1). Apriete las rodillas y los músculos de las nalgas y manténgalos apretados durante toda la postura. Levante la cabeza y mire hacia delante (2). Inhale y enderece los brazos, levantando la cabeza y

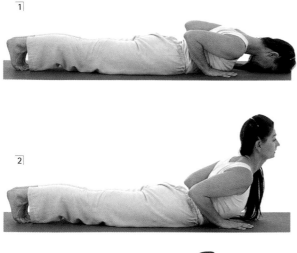

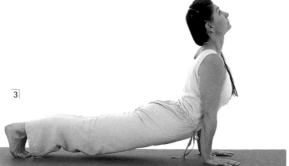

el cuerpo del suelo (3). Sólo las manos y los dedos del pie deberían estar en el suelo. Mantenga las caderas caídas de manera que haya una pequeña flexión de espalda. Asegúrese de que no sube los hombros hacia arriba debajo de las orejas. Mantenga la postura tanto tiempo como resulte cómoda, mientras respira normalmente, y entonces baje el cuerpo al suelo durante una exhalación.

CONTRAPOSTURA Apanasana (v. pág. 39).

VARIACIÓN

Estiramiento del Perro mirando hacia arriba y hacia abajo

(Intermedio)

MÉTODO Realice el estiramiento de perro mirando hacia arriba durante una inhalación (1). Mientras exhala, empuje hacia atrás haciendo fuerza en las manos y eleve las nalgas de manera que cambie lentamente hacia la postura de estiramiento de perro mirando hacia abajo (2) (v. pág. 73). Inhale y vuelva a la postura de perro mirando hacia arriba. Continúe cambiando de una postura de perro a la otra mientras respira rítmica y uniformemente. Mantenga la respiración controlada y los movimientos lentos. La postura también se llama el «Hígado y el bazo», porque estos dos órganos internos se benefician mucho de este ejercicio.

CONTRAPOSTURA Descanse en la postura del Niño (v. pág. 40).

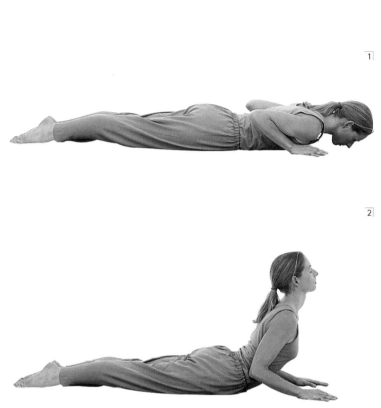

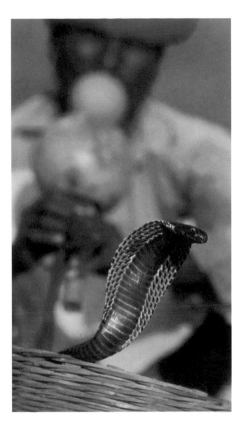

La Cobra

Bhujangasana

(Intermedio)

BENEFICIOS Fortalece los músculos de la espalda, mejora la flexibilidad de la columna, tonifica el abdomen y limpia los riñones. Hace trabajar las glándulas suprarrenales y es, por tanto, revitalizante.

PRECAUCIONES Para proteger la zona lumbar, apriete los músculos de las nalgas y tire de las rótulas hacia arriba tan fuerte que estén fuera del suelo. Si tiene problemas de lumbares, puede todavía realizar la Cobra, pero asegúrese de que los pies estén separados a la misma distancia que las caderas en vez de mantenerlos juntos, ya que el abrir las piernas afloja la presión en la zona lumbar.

MÉTODO Túmbese boca abajo con las piernas rectas y la nariz tocando el suelo. Coloque las manos directamente debajo de los hombros con los dedos muy abiertos y los dedos corazón paralelos entre sí. Las piernas deberían estar muy juntas (1), a menos que pa-

dezca problemas de espalda, en cuyo caso, mantenga los pies separados a la misma distancia que las caderas. Apriete las rodillas y los músculos de las nalgas y manténgalos apretados durante todo el ejercicio, que requiere respirar larga y controladamente. Mientras inhala, deslice la nariz junto al suelo y levante lentamente la cabeza para mirar todo recto. Levante los hombros del suelo de manera que el pecho esté levantado. No enderece los codos, manténgalos flexionados y metidos cerca contra la caja torácica (2). No suba los hombros debajo de las orejas, intente mantenerlos tan relajados como sea posible.

Puede realizar esta postura dinámicamente, inhalando y elevándose hasta formar la postura, bajando después el cuerpo durante la exhalación, o estáticamente, formando la postura y manteniéndola durante seis respiraciones antes de bajar el cuerpo durante una exhalación. Si realiza la postura dinámicamente, repítala seis veces.

CONTRAPOSTURA Apanasana (v. pág. 39).

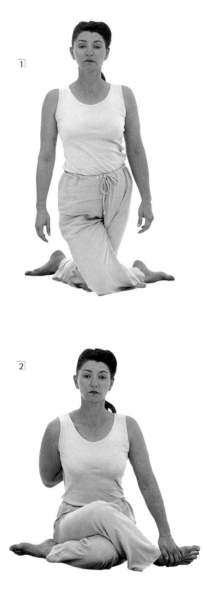

1

2

3

La Cara de la Vaca

Gomukhasana

(Avanzado)

BENEFICIOS Estira las caderas y los hombros.

PRECAUCIONES Esta postura ejerce presión en las rodillas; omítala si padece problemas de rodilla.

MÉTODO Comience arrodillada y erguida. Coloque el pie derecho en el suelo delante de usted y deslícelo alrededor del exterior de la rodilla izquierda, moviendo el pie izquierdo a la derecha de modo que quede apartado (1). Siéntese de manera que las nalgas estén entre los pies (2). Este es un gran estiramiento de caderas y podría necesitar colocar un cojín o manta doblada debajo de las nalgas para hacerlo menos intenso. Relaje las caderas y aflójese en la postura, continuando la respiración normal. Lleve el brazo derecho detrás de la espalda e intente hacer trabajar los dedos hacia la zona del cuello. Inhale y levante el brazo izquierdo al lado de la oreja izquierda. Mientras exhala, haga caer la mano izquierda hacia abajo detrás de la espalda y cójase de los dedos de la mano derecha con los dedos de la mano izquierda (3). De nuevo relaje los hombros y las caderas. Cuanto más pueda relajar el cuerpo, más cómoda será esta postura. Use los consejos de la página siguiente para ayudarse mientras esté aprendiendo esta postura.

Si está flexible y quiere intensificar el estiramiento, entonces una vez que se hayan tocado las manos, inhale y mientras exhala, estírese hacia delante sobre la rodilla derecha (4). Mantenga esta postura tanto tiempo como resulte cómoda, después levante el codo derecho y la cabeza y vuelva a sentarse.

Para deshacer la postura, suelte los brazos, estire las piernas y sacúdalas bien. Repita con el lado contrario.

CONTRAPOSTURA La postura del Niño (v. pág. 40).

4

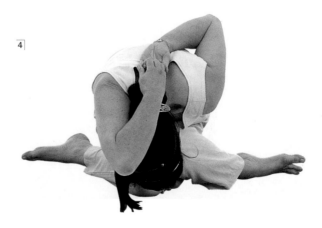

CONSEJO: Si el estiramiento en las caderas es demasiado intenso, coloque un bloque de madera, un cojín o una manta doblada debajo de las nalgas.

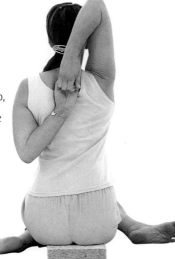

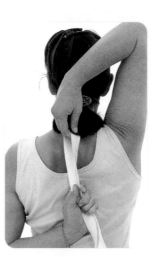

CONSEJO: Si comprueba que no puede cogerse de los dedos detrás de la espalda, utilice un cinturón o correa para ayudarse.

LA POSTURA DE LA LANGOSTA

Salabasana

(Intermedio)

1

2

3

BENEFICIOS Esta es una postura fuerte que fortalece la zona lumbar y hace trabajar los riñones y las glándulas suprarrenales.

PRECAUCIONES Mantenga los músculos de las nalgas firmemente apretados durante todo el ejercicio. Si tiene un problema de espalda, mantenga los pies separados a la misma distancia que las caderas para aflojar la presión en la zona lumbar. Tenga cuidado si ha pasado por una cesárea y todavía tiene un abdomen blando.

MÉTODO Túmbese boca abajo en la colchoneta con la frente o barbilla tocando el suelo (1). Junte las piernas presionando firmemente (a menos que padezca problemas de lumbares). Forme puños con las manos y colóquelas debajo de las caderas (2). Inhale, apriete los músculos de las nalgas y levante los pies y las piernas tan separados del suelo y tan elevados como sea posible (3). Mantenga la postura mientras sostiene un ritmo de respiración estable. Cuando haya tenido bastante, baje las piernas al suelo durante una exhalación.

CONTRAPOSTURA Apanasana (v. pág. 39).

CÓMO PLANEAR SUS PROPIAS SESIONES DE YOGA

Hemos preparado tres sesiones completas para que las siga en casa. Para obtener el máximo beneficio, debería realizar los ejercicios en el orden en que están dispuestos, junto con la contrapostura recomendada para cada postura (v. pág. pertinente).

Además de las secuencias dadas aquí, usted puede confeccionar sus propias sesiones de yoga. Empiece con posturas fáciles, ya que eso da tiempo a los músculos para calentarse lentamente y les hace trabajar gradualmente hacia las posturas más agotadoras. Complete las posturas sentada antes de realizar posturas en pie o arrodillada, de manera que no esté levantándose y agachándose como un yo-yo en una cuerda. Recuerde que nunca puede hacer una torsión espinal después de una flexión de espalda. Es beneficioso acabar con una postura invertida.

Acabe cada sesión con 15 minutos de relajación en la postura del Muerto. Ponga algo de música suave y practique la respiración ujjayi mientras se relaja.

Sea creativo en la práctica del yoga y disfrútelo, pero en todo momento observe las precauciones relacionadas con el embarazo.

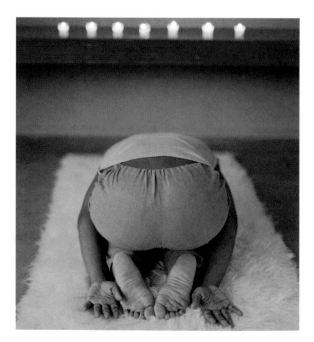

PREPARACIÓN DE LA PRIMERA SESIÓN

CONTACTOS

*La información proporcionada
a continuación era correcta
en el momento de la impresión.*

CENTROS SIVANANDA YOGA VEDANTA
Los detalles de los más de 70 Centros de
Yoga Sivananda, asrams y centros afiliados
en todo el mundo vienen en una lista a
continuación. Para más información, con-
sulte la página web: www.sivananda.org

REINO UNIDO
Sivananda Yoga Vedanta Centre
51 Felsham Road, London SW15 1AZ
Tel.: +44 (20) 8780-0160
Fax: +44 (20) 8780-0128
E-mail: London@sivananda.org

EE.UU. (NUEVA YORK)
Sivananda Ashram Yoga Ranch
PO Box 195, Budd Road
Woodbourne, Nueva York 12788
Tel.: +91 (845) 436-6492
Fax: +91 (845) 434-1032
E-mail: YogaRanch@sivananda.org

EE.UU. (SAN FRANCISCO)
Sivananda Yoga Vedanta Centre
1200 Arguello Blvd.
San Francisco, CA 94122
Tel.: +91 (415) 681-2731
Fax: +91 (415) 681-5162
E-mail: SanFrancisco@sivananda.org

ALEMANIA
Sivananda Yoga Vedanta Zentrum
Schmiljanstr. 24 (Gartenhaus)
U9 Friedrich-Wilhelm-Platz
12161 Berlín
Tel.: +49 (30) 859-99799
Fax: +49 (30) 859-99797
E-mail: Berlin@sivananda.org

FRANCIA
Centre de Yoga Sivananda
123 Bd. de Sebastopol
75002 París
Tel.: +33 (1) 40 26 77 49
Fax: +33 (1) 42 33 51 97
E-mail: Paris@sivananda.org

E-MAIL DIRECTORIO DE CENTROS SIVANANDA
India: YogaIndia@sivananda.org
India: Delhi@sivananda.org
Austria: Vienna@sivananda.org
España: Madrid@sivananda.org
Suiza: Geneva@sivananda.org
EE.UU.: LosAngeles@sivananda.org
EE.UU.: Chicago@sivananda.org

SUDÁFRICA
Ananda Kutir Ashrama
24 Sprigg Road, Rondebosch East
Ciudad del Cabo 7780
Tel./Fax: +27 (21) 696-1821
E-mail: akya@iafrica.com

NUEVA ZELANDA
Auckland Yoga Academy
190 Federal St., Central City
Auckland
Tel.: +64 (9) 357-0750
Fax: +64 (9) 357-0191
E-mail: yoga@yoga.co.nz
Página web: www.yoga.co.nz

AUSTRALIA
Qi Yoga
53 The Corso
PO Box 1138
Manly 2095
Tel.: +61 (2) 9976-6880
Fax: +61 (2) 9976-6990
E-mail: yoga@qiyoga.net
Página web: www.qiyoga.net

CENTROS DE YOGA ASHTANG
Página web: www.Ashtanga.com

CENTROS DE YOGA IYENGAR
Página web: www.IyengarYoga.com

CENTROS DE YOGA KUNDALINDI
Página web: www.Kundalindiyoga.com

ASOCIACIÓN INTERNACIONAL DE PROFESORES DE YOGA INC.
E-mail: info@iyta.org.au
Página web: www.iyta.org.au

ÍNDICE

Los números en *cursiva* indican que las entradas aparecen con fotos.

AGRADECIMIENTOS

A la autora le gustaría agradecer a Gayle Friedman por el uso de su biblioteca
de referencia, y a Vincent Barry por dejarle su ordenador, sin el cual
este libro no se habría escrito.
A los editores les gustaría agradecer a las modelos de yoga: Janine Castle (que dio a
luz a Samuel sólo tres semanas después de realizar las fotografías), Cathy Lambley,
Christelle Marais y Amber Land, así como también a la artista maquilladora
Maryna Beukes. La indumentaria se obtuvo de Ibiza Designs, Ciudad del Cabo.

CRÉDITOS FOTOGRÁFICOS

Todas las fotografías son obra de **Ryno Reyneke para New Holland Image
Library (NHIL)** excepto los siguientes fotógrafos y/o sus agencias (los derechos
de autor pertenecen a estos fotógrafos y/o agencias).

Image Bank: págs. 16, 18–19, 22 (right), 23, 25, 27 (below left),
32 (below), 33 (top right), 33 (below left), 34, 70–71, 80–81, 89 (left), 92.
Mother and Baby Picture Library: págs. 4, 17 (below), 27 (top right),
34, 35 (centre right).
Photo Access: págs. 27 (centre), 32 (top), 46 (below left), 48 (top), 61.
Stone/Gallo Images : págs. 33 (below right), 72 (top).
AKG London/British Library: págs. 24 (below), 52 (below right), 78 (top).
Werner Forman: pág. 10.
Ancient Art and Architecture: pág. 50 (top right).
Struik Image Library: pág. 53 (top).
Bridgeman: pág. 54 (below left).
Ruger Bonsaii Gallerie/Helmut Ruger: pág. 86 (below left).